# 受験生の皆さんへ

　過去の問題に取り組む目的は、(1)出題傾向(2)出題方式(3)難易度(4)合格点を知り、これからの受験勉強に役立てることにあります。出題傾向などがつかめれば目的は達成したことになりますが、それを一歩深く進めるのが、受験対策の極意です。

　せっかく志望校の出題と取り組むのですから、本番に即した受験対策の場に活用すべきです。では、どうするのか。

　第一は、実際の入試と同じ制限時間を設定して問題に取り組むこと。試験時間が六十分なら六十分以内で挑戦し、時間配分を感覚的に身に付ける訓練です。

　二番目は、きっちりとした正答チェック。正解出来なかった問題は、正解できるまで、徹底的に攻略する心構えが必要です。間違えた場合は、単なるケアレスミスなのか、知識不足が原因のミスなのか、考え方が根本的に間違えていたためのミスなのか、きちんと確認して、必ず正解が書けるようにしておく。

　正答が手元にある過去問題にチャレンジしながら、正解できなかった問題をほったらかしにする受験生もいます。そのような受験生に限って、他の問題集をやっても、間違いを放置したまま、次の問題、次の問題と単に消化することだけに走っているのではないかと思います。過去問題であれ問題集であれ、間違えた問題は、正解できるまで必ず何度も何度も繰り返しチャレンジする。これが必勝の受験勉強法なことをお忘れなく。

入試問題検討委員会

## 【本書の内容】

1. 本書は、薬学部の令和 3 年度の学校推薦型選抜と平成 28 年度〜令和 2 年度の公募制推薦入学選考の計 6 年分の試験問題と解答を収録しています。

2. 英語・数学・化学の問題と解答を収録しています。尚、大学当局より非公表の問題は掲載していません。

3. 現在受験生を指導している、すぐれた現場の先生方による解答解説を掲載しています。

4. 本書は問題の微細な誤りをなくすため、実物の入試問題を大学より提供を受け、そのまま画像化して印刷しています。
   <u>平成 31 年度以降の試験問題には、実際の試験時間を入れています。</u>

　尚、本書発行にご協力いただきました先生方に、この場を借り、感謝申し上げる次第です。

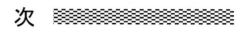

# 目　　　次

令和3年度

問 題 と 解 答

# 英 語

## 問題

(40分)

3年度

I. 次の各英文の (　　　) に入る語句として最も適切なものを，それぞれ1から4の中から1つ選び，その番号をマークしなさい。　【 解答番号 1 ～ 8 】

1. The doctor told me to (　　　) alcohol and eat a balanced diet.
   1. cut down on
   2. give up about
   3. go around with
   4. take over from

   1

2. We suggest that no valuables (　　　) visible inside your car.
   1. are left
   2. be left
   3. left
   4. to be left

   2

3. You should (　　　) the employee for the comments made during the meeting.
   1. apologize
   2. apologize against
   3. apologize to
   4. apologize upon

   3

4. Iris was given to (　　　) her nails whenever she became irritated.
   1. bite
   2. biting
   3. have bitten
   4. having bitten

   4

5. The poor little girl was crying (　　　) pain after she broke her ankle.
   1. as
   2. because
   3. on
   4. with

   5

6. It is obvious that they are managing the firm only for their own (　　　), but their subordinates pretend not to have noticed anything.
   1. benefit
   2. conscience
   3. denial
   4. prime

   6

7. This system is not working properly. I think it needs (　　　).
   1. being repaired
   2. having repaired
   3. repairing
   4. to repair

   7

8. The quarterly earnings of this year have been increasing and the latest product news caused shares (　　　) to $200.
   1. to be risen
   2. to have raised
   3. to raise
   4. to rise

   8

Ⅱ．次の各英文の下線部の文脈における意味として最も近いものを，それぞれ１から４の中から１つ選び，その番号をマークしなさい。　【 解答番号　9　～　11　】

1.　It was later <u>verified</u> that what he claimed had been right.

  1.　assumed     2.　proved

  3.　refuted      4.　withheld

                9

2.　I'm sorry, but our boss is a little <u>tied up</u> at the moment.　He'll be free after lunch.

  1.　busy       2.　flat

  3.　hungry      4.　upset

                10

3.　He asked us to <u>turn a blind eye to</u> where he had gone when he was supposed to be in the office.

  1.　assume      2.　ignore

  3.　pretend      4.　witness

                11

Ⅲ．次の各英文で間違っている箇所を，それぞれ１から４の中から１つ選び，その番号をマークしなさい。　【 解答番号　12　～　14　】

1.　The company has <u>handed over</u> the business to a <u>completely</u> new management
        1             2
 group to <u>meet with</u> competing global challenges that <u>lie</u> ahead.
     3            4

                12

2.　<u>Good many</u> people who attended the luncheon meeting yesterday <u>were</u> <u>against</u>
   1                   2   3
 the idea that the president <u>brought up</u>.
          4

                13

3.　<u>Any of</u> the jobs <u>listed</u> in the <u>classified</u> section of today's paper were even
   1      2     3
 remotely attractive <u>to</u> me.
        4

                14

IV. 次のＡとＢの会話が一番自然な流れとなるように，（　　　）の中に入る語句として最も適切なものを，それぞれ１から４の中から１つ選び，その番号をマークしなさい。

【 解答番号 15 ～ 17 】

1.　A: Where are you going on holiday this year?

　　B: I am not sure.　There are so many places I'd like to go.

　　A: （　　　）

　　　1.　I want to go there, too.　Can I join you?

　　　2.　Maybe you should go to a travel agent?

　　　3.　I wouldn't want to visit that many places.

　　　4.　That sounds like a good idea.

15

2.　A: Are you interested in trying out a new cosmetic?　My sister works for a cosmetics company and she wants to give a free sample to some people.

　　B: （　　　）

　　A: Oh, I had better ask my sister about that.　I will let you know when I find out about it.

　　B: Thank you.　I'm looking forward to hearing from you soon.

　　　1.　Do you know how much it is?

　　　2.　Have you already tried it?

　　　3.　Is it okay to use on sensitive skin?

　　　4.　Would it be worth trying on?

16

3.　A: Do you have a moment to talk privately?

　　B: I am on my way to a meeting, but I have a few minutes.　What do you want to talk about?

　　A: I have a serious problem concerning another member of staff and I want to ask for your advice.

　　B: （　　　）

　　　1.　No problem.　Let's talk about it as a group over lunch in the cafeteria.

　　　2.　Oh, dear.　I am sorry to hear that you have a problem with me.

　　　3.　Okay.　Let's go to the meeting together and make an announcement.

　　　4.　I see.　How about we speak together in my office later?

17

Ⅴ. 次の各英文の空欄に入る語として最も適切なものを，それぞれ1から4の中から1つ選び，その番号をマークしなさい。　【 解答番号　18　～　24　】

(A)　The worldwide coronavirus pandemic is putting a tremendous（　ア　）on global healthcare resources.　The World Health Organization* (WHO) has recently reported a（　イ　）decline during January to April of 2020 in immunization against diphtheria*, tetanus*, and whooping cough*.　More than three-quarters of over 80 countries responding to a WHO survey reported that their immunization programs had been（　ウ　）.　The reasons given included a lack of personal protective equipment, travel restrictions, low staffing levels, and a（　エ　）to leave home and attend clinics.　Immunization programs are estimated to save up to 3 million lives every year, but even though more children than ever before receive vaccines*, it is estimated that more than 1.5 million die for lack of immunization.

The World Health Organization*　世界保健機関　　　diphtheria*　ジフテリア
tetanus*　破傷風　　　whooping cough*　百日咳　　　vaccine*　ワクチン

| | | | | | |
|---|---|---|---|---|---|
| ア | 1. distraction | 2. restraint | 3. strain | 4. unhappiness | 18 |
| イ | 1. beneficial | 2. graceful | 3. negligible | 4. substantial | 19 |
| ウ | 1. arranged | 2. disrupted | 3. organized | 4. resumed | 20 |
| エ | 1. courage | 2. doubt | 3. eagerness | 4. reluctance | 21 |

(B)　Human-（　オ　）climate change is having a major impact on the planet.　Over the first six months of 2020, the temperatures in Siberia were more than 5℃ above the average for that time of year.　This Siberian heatwave has contributed to raising average global temperatures to the second highest during the period of January to May since records began.　The Arctic is warming at roughly twice the average global rate, and the changes are（　カ　）weather patterns outside the region.　This is due to the jet stream, a ribbon of fast-moving air high up in the atmosphere that helps to move weather systems around the world.　It is thought that this Arctic link is （　キ　）for many extreme weather events, from severe winters to intense summers, as well as floods and storms.

| | | | | | |
|---|---|---|---|---|---|
| オ | 1. deduced | 2. fused | 3. induced | 4. mused | 22 |
| カ | 1. affecting | 2. dropping | 3. noticing | 4. reporting | 23 |
| キ | 1. accountable | 2. perceivable | 3. sustainable | 4. viable | 24 |

VI. 次の英文を読み，3つの設問に対して最も適切な答えをそれぞれ1から4の中から
1つ選び，その番号をマークしなさい。　　【 解答番号 [ 25 ] ～ [ 27 ] 】

　　The microbiome* is one of the most interesting new areas of medical research.
It is believed that the trillions of microbes* that live on and in all of us play an
important, even determining, role in our mental and physical health. They are
thought to influence the growth of our brain, bones, and bodies from childhood and
(　　　) the development of physical and mental diseases. If true, it is an area of
medical research with potentially far reaching benefits.

　　For example, scientists in the U.S. have conducted research into the influence of
bacteria on the growth of children in Bangladesh.　Researchers identified the main
types of bacteria present in a healthy microbiome.　They determined what kinds of
foods boosted these bacterial communities in mice and pigs, and then ran trials
involving malnourished* Bangladeshi children aged 12-18 months.　They discovered
that a diet including bananas, soy, and peanut flour had the best effect.

　　Research in America and France has also demonstrated that there is a
relationship between the microbiome and the relative success of immunotherapy* for
cancer patients.　In the French case, it was discovered that the presence of one type
of bacteria in particular appeared to have an influence on whether patients responded
to the therapy or not.　Boosting levels of this bacteria in mice seemed to similarly
boost their response to immunotherapy.

　　In the American case, researchers discovered that patients with a richer and
more diverse microbiome had a better response to immunotherapy.　Furthermore,
high levels of two types of bacteria were determined to be beneficial, while another
species was detrimental*.　A fecal* transplant was performed to transfer the
relevant bacteria to mice, and it was observed that those with the beneficial bacteria
had slower growing tumors* than those with the detrimental bacteria.

　　It is not currently fully understood how the gut* microbiome is related to the
brain, but several theories have been proposed.　One possibility is via the vagus
nerve*, which connects the brain and gut.　Another is through the nervous system,
which has been linked to a number of mental disorders.　It could be to do with how
bacteria convert fiber into short chain fatty acids*.　Finally, there is evidence that
microbes could be using microRNA to alter the function of our nerve cells.

Regardless of the exact causal relationship, there is growing evidence that the microbiome has a significant effect on our mental health. A study at a Japanese university reported that mice raised without exposure to microbes produced twice as much stress hormone as normal mice when stressed. This initial research has led to numerous lines of inquiry into the relationship between the microbiome and the brain. It is hoped that this will lead to new therapies in the future.

microbiome*　マイクロバイオーム，細菌叢，細菌集団，微生物の網羅的解析
microbe*　微生物　　malnourished*　栄養失調の　　immunotherapy*　免疫療法
detrimental*　有害な　　fecal*　便の　　tumor*　腫瘍　　gut*　消化器官
vagus nerve*　迷走神経　　short chain fatty acid*　短鎖脂肪酸

1. Which of the following would be the most appropriate word to put into the blank in the first paragraph?
   1. assess
   2. impact
   3. justify
   4. produce

   | 25 |

2. What was observed about normal mice at a Japanese university?
   1. They produced twice as much stress hormone as the other mice.
   2. They had no exposure to microbes having been raised in a clean environment.
   3. They produced half as much stress hormone as the other mice.
   4. They were stressed when exposed to microbes in laboratory conditions.

   | 26 |

3. According to the passage, which of the following is NOT true?
   1. Scientists have discovered that a diet that includes peanut flour, bananas, and soy is effective in boosting the microbiomes of children with inadequate nutrition.
   2. The microbiome is important for the growth of the brain, as well as our bodies, and is believed to have an influence from childhood.
   3. Boosting levels of bacteria observed to be beneficial for patients responding to immunotherapy appeared to be similarly beneficial for mice.
   4. Scientists completely understand how the gut microbiome influences the brain, and the exact causal relationship is now well known.

   | 27 |

Ⅶ. 次の英文を読み，3つの設問に対して最も適切な答えをそれぞれ1から4の中から1つ選び，その番号をマークしなさい。　【 解答番号　28 ～ 30 】

　　In the United States, the number of newborn babies decreased for a fifth consecutive year in 2019, bringing the country's birthrate to its lowest level in thirty-three years.　The average annual decline has been one percent per year since 2014. The cause of this downward trend is thought to have been the Great Recession.

　　There has been a general downward trend in births since the Great Recession, the worldwide economic slump that occurred in the late 2000s.　Although the U.S. has experienced an unusually long economic expansion since 2009, birth rates have continued to fall.　It indicates that the economic recovery does not reflect people's perception of their future prospects.　Couples need to feel (　　　) of the years ahead, considering the costs for childcare and education.

　　Japan also experienced a record-low birth rate in 2019, and the demographic* crisis has been getting worse and worse.　In 2019 the number of babies born fell to 864,000, which was a decrease of approximately 5.9 percent compared to the previous year.　According to the Ministry of Health, Labour and Welfare*, it was the lowest number recorded in the past 120 years.

　　South Korea has struggled with low birth rates as well.　In 2018 the country's total fertility rate fell from 1.05 to 0.98, which was the lowest figure since the country started keeping records.　A fertility rate is the average number of children a typical woman will have in her lifetime.　Therefore, this figure indicates that the total births per woman is less than one.

　　In 2019 the fertility rate in South Korea dropped to 0.92, which is a new consecutive world record low.　The rate in the U.S. and Japan was 1.71 and 1.36 respectively.　One thing these countries have in common is that, while the birthrate of women in their 20s and early 30s is dropping, it is slightly increasing among women in their early 40s.　Although each government has taken measures to halt the declining birthrate, it seems quite difficult to find fundamentally successful ways to resolve this issue.

demographic*　人口統計の　　　Ministry of Health, Labour and Welfare*　厚生労働省

1. Which of the following would be the most appropriate word to put into the blank in the second paragraph?

   1. assured

   2. bewildered

   3. obvious

   4. precarious

| 28 |
|----|

2. In 2018 approximately how many babies were born in Japan?

   1. 813,000

   2. 907,000

   3. 918,000

   4. 985,000

| 29 |
|----|

3. According to the passage, which of the following is true?

   1. The United States has been experiencing a general economic decline since the Great Recession.

   2. Japan has been having demographic problems for a long time and suffering from the lowest birthrate in the world.

   3. Once the economy starts steadily going upward, the fertility rates definitely increase.

   4. Although the total number of babies born has been decreasing in the countries mentioned, more women give birth in their 40s nowadays.

| 30 |
|----|

# 数 学

## 問題
（40分）

3年度

第一問　次の問に答えよ。

(1) 整数 $x, y$ が等式 $\left(3-2\sqrt{5}\right)x - \left(4-2\sqrt{5}\right)y = -8$ を満たすならば、

$$x = \boxed{\phantom{1)}}^{1)}\ , \ y = \boxed{\phantom{2)}}^{2)}$$

である。

(2) 座標平面上の3点 $(-1,\ -2), (0, 1), (1, 0)$ を通る放物線を、$x$ 軸方向に 2、$y$ 軸方向に 1 だけ平行移動した放物線の頂点の座標は $\left(\dfrac{\boxed{\phantom{3)}}^{3)}}{\boxed{\phantom{4)}}^{4)}},\ \dfrac{\boxed{\phantom{5)}}^{5)}\ \boxed{\phantom{6)}}^{6)}}{\boxed{\phantom{7)}}^{7)}}\right)$ である。

第二問　次の問に答えよ。

(1) 自然数 $m, n$ が $1 \leqq m < n \leqq 20$ を満たすとき，$\dfrac{\sqrt{n}+\sqrt{m}}{\sqrt{n}-\sqrt{m}}$ の値が自然数になる $(m, n)$ の組み合わせは $\boxed{^{8)}\ \ \boxed{^{9)}\ }}$ 通りある。

(2) 8文字 YAKUGAKU を並べかえてできる文字列は全部で $\boxed{^{10)}\ \boxed{^{11)}\ \boxed{^{12)}\ \boxed{^{13)}\ }}}$ 通りあり，そのうち「YAKKA」という文字列を含む文字列は $\boxed{^{14)}\ \boxed{^{15)}\ }}$ 通りある。

第三問　　次の問に答えよ。

(1) $a > 0$, $b > 0$ および $a^2 + 3a^2b^2 + b^2 = \dfrac{1}{3}$ が成り立つとき，$ab$ の最大値は

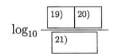

$$\frac{-\boxed{16)} + \sqrt{\boxed{17)}}}{\boxed{18)}}$$

である。

(2) 正の実数 $x, y$ が $x + 2y = 10$ を満たすとき，$\log_{10} x + \log_{10} y$ の最大値は

$$\log_{10} \frac{\boxed{19)}\;\boxed{20)}}{\boxed{21)}}$$

である。

(3) $a$ を実数の定数とし，$x$ についての 3 次方程式 $x^3 - 3x^2 + a - 5 = 0$ が異なる 2 つの正の実数解をもつとき，$a$ の値の範囲は $\boxed{22)} < a < \boxed{23)}$ である。

第四問　次の問に答えよ。

(1) 条件 $a_1 = 2$, $2a_{n+1} = 3a_n - 1$ $(n = 1, 2, 3, \cdots)$ によって定められる数列 $\{a_n\}$ の初項から第 $n$ 項までの和 $S_n$ は

$$S_n = \sum_{k=1}^{n} a_k = n + \boxed{\phantom{24)}}^{24)} \left\{ \left( \frac{\boxed{\phantom{25}}^{25)}}{\boxed{\phantom{26}}^{26)}} \right)^n - \boxed{\phantom{27}}^{27)} \right\}$$

である。

(2) 座標空間に 3 点 $A(1, 1, 1)$, $B\left(1, \dfrac{1}{2}, 0\right)$, $C(1, 0, s)$ があり，$\overrightarrow{AB}$ と $\overrightarrow{AC}$ のなす角が $45°$ であるとき，$s$ の値は $\dfrac{\boxed{\phantom{28}}^{28)}}{\boxed{\phantom{29}}^{29)}}$ である。

# 化 学

## 問題

(40分)

3年度

第 一 問　　次の問1～5に答えよ。　　　　　　［解答番号 $\boxed{1}$ ～ $\boxed{5}$ ］

問1　原子核中の陽子数が最も少ないものを選べ。

［解答番号 $\boxed{1}$ ］

1. Al　　　2. F　　　3. Mg　　　4. Na　　　5. O

問2　原子半径が最も小さいものを選べ。

［解答番号 $\boxed{2}$ ］

1. Al　　　2. F　　　3. Mg　　　4. Na　　　5. O

問3　イオン半径が最も小さいものを選べ。

［解答番号 $\boxed{3}$ ］

1. $Al^{3+}$　　　2. $F^-$　　　3. $Mg^{2+}$　　　4. $Na^+$　　　5. $O^{2-}$

問4　イオン化エネルギーが最も小さいものを選べ。

［解答番号 $\boxed{4}$ ］

1. Al　　　2. F　　　3. Mg　　　4. Na　　　5. O

問5　電気陰性度が最も大きいものを選べ。

［解答番号 $\boxed{5}$ ］

1. Al　　　2. F　　　3. Mg　　　4. Na　　　5. O

第 二 問　　次の文章を読み，問1～3に答えよ。ただし，$\log_{10} 2 = 0.30$，
$\log_{10} 3 = 0.48$，$\log_{10} 5 = 0.70$，$\log_{10} 7 = 0.85$ とし，水のイオン積は，
$K_w = 1.0 \times 10^{-14}\ \mathrm{mol^2/L^2}$ とする。

［解答番号 6 ～ 8 ］

　物質 A は1価の酸で，その電離定数は $K_a = 2.00 \times 10^{-5}\ \mathrm{mol/L}$ である。(a)この物質 A の 1.00 mol/L 水溶液 10.0 mL に，ある量の (b)0.100 mol/L の水酸化ナトリウム水溶液を加え，混合したのち pH を測定した。

　実験を通して物質 A の電離定数は変化しないものとする。また，混合したのちの水溶液の体積は，各水溶液の体積の和と等しいものとする。

問1　下線部 (a) の水溶液の pH として，最も近い数値を選べ。

［解答番号 6 ］

|  |  |  |  |
|---|---|---|---|
| 1. 1.0 | 2. 1.2 | 3. 1.5 | 4. 1.8 |
| 5. 2.1 | 6. 2.4 | 7. 2.7 | 8. 3.0 |
| 9. 3.3 | 0. 3.6 | | |

問2　下線部 (b) の水酸化ナトリウム水溶液を 50.0 mL 加えたときの pH として，最も近い数値を選べ。

［解答番号 7 ］

|  |  |  |  |
|---|---|---|---|
| 1. 2.0 | 2. 2.3 | 3. 2.6 | 4. 2.9 |
| 5. 3.2 | 6. 3.5 | 7. 3.8 | 8. 4.1 |
| 9. 4.4 | 0. 4.7 | | |

問3　下線部 (b) の水酸化ナトリウム水溶液を 200.0 mL 加えたときの pH として，最も近い数値を選べ。

［解答番号 8 ］

|  |  |  |  |
|---|---|---|---|
| 1. 10.6 | 2. 10.9 | 3. 11.2 | 4. 11.5 |
| 5. 11.8 | 6. 12.1 | 7. 12.4 | 8. 12.7 |
| 9. 13.0 | 0. 13.3 | | |

第 三 問　　次の文章を読み，問1～3に答えよ。ただし，原子量は，Na＝23.0，
　　　　　　Cl＝35.5 とする。

[解答番号　9　～　13　]

　正確な 0.100 mol/L の塩化ナトリウム水溶液は，次のように調製する。

　塩化ナトリウム【ア】g を【イ】に入れ，約 25 mL の純水を加えてよくかき混ぜ，溶かす。この溶液を 500 mL の【ウ】に移し，用いた【イ】に残って付着している塩化ナトリウム水溶液を少量の純水で洗い，この溶液も【ウ】に入れる。次に，【ウ】の標線近くまで純水を加える。液面が標線近くになったら，【エ】を用いてゆっくりと標線まで純水を入れ，よく振って均一にする。

問1　　【ア】にあてはまる数値として，最も近いものを選べ。

[解答番号　9　]

1.　0.731　　　2.　1.46　　　3.　2.93　　　4.　5.85　　　5.　7.31
6.　11.7　　　7.　14.6　　　8.　23.4　　　9.　29.3　　　0.　58.5

問2　　【イ】，【ウ】および【エ】にあてはまるガラス器具として，最も適切なものをそれぞれ選べ。

【イ】: [解答番号　10　]
【ウ】: [解答番号　11　]
【エ】: [解答番号　12　]

1.　枝つきフラスコ　　　2.　駒込ピペット　　　3.　ビーカー
4.　ビュレット　　　　　5.　ホールピペット　　　6.　メートルグラス
7.　メスシリンダー　　　8.　メスフラスコ　　　　9.　ろうと

問3　　下線部の操作において，液面の状態および標線への液面の合わせ方として，最も適切なものを選べ。ただし，図はガラス器具【ウ】の標線付近を横から見た模式図である。また，図中の点線は液面を表し，右側の白抜き矢印は標線に対する目の高さを表すものとする。

[解答番号　13　]

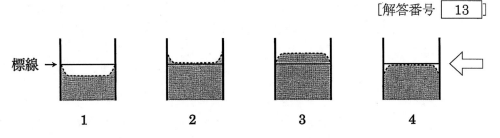

標線 →

1　　　　　　2　　　　　　3　　　　　　4

第 四 問　　次の文章を読み，問1〜3に答えよ。ただし，原子量は，Cu＝63.5，Zn＝65.4，ファラデー定数は，$F=9.65×10^4$ C/molとする。

［解答番号　14　〜　16　］

　　亜鉛板を浸した硫酸亜鉛水溶液と，銅板を浸した硫酸銅（Ⅱ）水溶液を素焼き板で仕切り，両金属板を導線で結ぶと電流が流れた。この電池は【ア】と呼ばれる。

問1　　【ア】にあてはまる語句として，最も適切なものを選べ。

［解答番号　14　］

　　1. マンガン乾電池　　2. アルカリマンガン乾電池　　3. ダニエル電池
　　4. 燃料電池　　　　　5. ボルタ電池　　　　　　　　6. 鉛蓄電池

問2　　この電池が7720 Cの電気量を放電したとき，正極板に析出する金属の質量〔g〕として，最も近い数値を選べ。

［解答番号　15　］

　　1. 0.262　　2. 0.508　　3. 1.02　　4. 2.54　　5. 2.62
　　6. 5.08　　7. 5.23　　8. 10.2　　9. 10.5　　0. 12.3

問3　　この電池を長時間放電させるためには，硫酸亜鉛水溶液と硫酸銅（Ⅱ）水溶液の濃度をそれぞれどう変えればよいか。最も適切なものを選べ。

［解答番号　16　］

　　1. 両方の水溶液の濃度を小さくする。
　　2. 硫酸亜鉛水溶液の濃度を大きく，硫酸銅（Ⅱ）水溶液の濃度を小さくする。
　　3. 硫酸亜鉛水溶液の濃度を小さく，硫酸銅（Ⅱ）水溶液の濃度を大きくする。
　　4. どちらの水溶液の濃度を変えても，放電時間は変わらない。

第 五 問　次の文章を読み，問1～4に答えよ。ただし，原子量は，N＝14，O＝16，Na＝23，Al＝27，Ca＝40，Zn＝65，Ag＝108，Pb＝207とする。　　　　　　　　　　　　　　　　　　　　　[解答番号 ⌐17⌐ ～ ⌐25⌐]

　金属元素 A～F は，Ag，Al，Ca，Na，Pb，Zn のいずれかである。金属元素 A，B の単体は，常温の水と反応し，水素を発生して水酸化物になる。金属元素 A の単体は，空気中の酸素や水蒸気と反応しやすいため，通常，灯油（石油）中などに保存する。金属元素 B の塩化物水溶液を白金線に浸して炎色反応を調べると，橙赤色になる。金属元素 C，D の単体は，塩酸に溶解し，それぞれの水溶液にアンモニア水を加えていくと沈殿が生じる。さらに，過剰のアンモニア水を加えると，金属元素 C の化合物の沈殿のみ溶解する。金属元素 E，F の単体をそれぞれ硝酸に溶解させたのち，これらの水溶液に希塩酸を加えると沈殿が生じる。沈殿生成後にそれぞれを加熱すると，金属元素 E の化合物の沈殿のみが溶解する。

問1　金属元素 A～F として，正しいものをそれぞれ1つ選べ。

金属元素 A：[解答番号 ⌐17⌐]
金属元素 B：[解答番号 ⌐18⌐]
金属元素 C：[解答番号 ⌐19⌐]
金属元素 D：[解答番号 ⌐20⌐]
金属元素 E：[解答番号 ⌐21⌐]
金属元素 F：[解答番号 ⌐22⌐]

1. Ag　　2. Al　　3. Ca　　4. Na　　5. Pb　　6. Zn

問2　各金属元素に関する記述【ア】～【カ】のうち，正しいものの組み合わせを1つ選べ。

[解答番号 ⌐23⌐]

【ア】金属元素 A は，密度が $1.0 \text{ g/cm}^3$ 以下で，比較的やわらかく，酸化力が強くて酸素と反応しやすい。

【イ】金属元素 B の酸化物は，酸性酸化物であり，酸と反応して塩を形成する。

【ウ】鋼板に金属元素 C の単体をメッキしたものをブリキという。

【エ】金属元素 D の単体は，空気中では，表面に緻密な酸化被膜をつくるため，内部がさびにくい。

【オ】金属元素 E の単体は，青みを帯びた光沢があり，密度が大きく，放射線の遮へい材料として用いられる。

【カ】金属元素 F の単体は，酸化力のある塩酸，硝酸や熱濃硫酸に溶ける。

1. ア，イ　　2. ア，ウ　　3. ア，エ　　4. イ，ウ　　5. イ，エ
6. ウ，カ　　7. エ，オ　　8. エ，カ　　9. オ，カ　　0. イ，オ

問3　各金属元素の塩に関する記述【ア】〜【オ】のうち，正しいものの組み合わせを 1 つ選べ。

[解答番号　24　]

【ア】金属元素 A の炭酸塩は，水に溶けにくい。

【イ】金属元素 B の炭酸塩を強熱すると酸化物になる。

【ウ】金属元素 D の塩化物水溶液に金属元素 C の単体を入れると，金属元素 D の単体が析出する。

【エ】金属元素 E の硝酸塩水溶液に，少量の水酸化ナトリウム水溶液を加えると沈殿を生じるが，さらに過剰のアンモニア水を加えると沈殿が溶ける。

【オ】金属元素 F の硝酸塩水溶液に，少量のアンモニア水を加えると沈殿を生じるが，さらに過剰のアンモニア水を加えると沈殿が溶ける。

1.　ア，イ　　　2.　ア，ウ　　　3.　ア，エ　　　4.　ア，オ　　　5.　イ，ウ

6.　イ，エ　　　7.　イ，オ　　　8.　ウ，エ　　　9.　ウ，オ　　　0.　エ，オ

問4　下線部に関して以下の実験を行った。金属元素 E の硝酸塩 6.62 g を完全に溶解した水溶液 200 mL と，金属元素 F の硝酸塩 32.3 g を完全に溶解した水溶液 200 mL を用意した。それぞれに 0.600 mol/L の塩酸 200 mL を加えたところ，いずれも沈殿が生成した。沈殿した金属元素 E の化合物の物質量を $x$〔mol〕，沈殿した金属元素 F の化合物の物質量を $y$〔mol〕としたとき，$\dfrac{y}{x}$ の値として，最も近い数値を選べ。ただし，塩酸を加えることにより生成した金属元素 E と金属元素 F の化合物は，室温での溶解度積が十分に小さく，すべて沈殿したものとする。

[解答番号　25　]

1.　1.0　　　2.　2.0　　　3.　3.0　　　4.　4.0　　　5.　5.0

6.　6.0　　　7.　7.0　　　8.　8.0　　　9.　9.0　　　0.　10

第　六　問　　有機化合物の元素分析に関する問1～3に答えよ。ただし，原子量は，H=1.0，C=12，O=16 とする。　　[解答番号 | 26 |～| 28 |]

問1　C, H, O のみからなる有機化合物の元素分析を行う場合，まず化合物を完全燃焼させて気体を生じさせる。次にその気体に対して行う手順として，最も適切なものを選べ。　　[解答番号 | 26 |]

1. 濃塩酸，塩化カルシウム管，ソーダ石灰管の順に通す。
2. 塩化カルシウム管，ソーダ石灰管の順に通す。
3. ソーダ石灰管，塩化カルシウム管の順に通す。
4. 濃塩酸，塩化ナトリウム管，ソーダ石灰管の順に通す。
5. 塩化ナトリウム管，ソーダ石灰管の順に通す。
6. ソーダ石灰管，塩化ナトリウム管の順に通す。

問2　次の方法1～3は，有機化合物に含まれている C, H 以外の元素の存在を知る方法である。方法1～3と，それらの方法で確認できる元素の組み合わせとして，正しいものを1つ選べ。　　[解答番号 | 27 |]

方法1：焼いた銅線につけて炎に入れると，青緑色の炎色反応が確認される。
方法2：水酸化ナトリウムまたはソーダ石灰とともに加熱して，生じた気体に濃塩酸を近づけると，白煙を生じる。
方法3：水酸化ナトリウムまたは単体のナトリウムとともに加熱して，生じた生成物を水に溶解させる。その溶液を酢酸で酸性にしたのち，酢酸鉛（II）水溶液を加えると，黒色沈殿を生じる。

|   | 方法1 | 方法2 | 方法3 |
|---|-------|-------|-------|
| 1 | N | S | Cl |
| 2 | N | Cl | S |
| 3 | Cl | N | S |
| 4 | Cl | S | N |
| 5 | S | Cl | N |
| 6 | S | N | Cl |

問3　C, H, O のみからなる有機化合物の元素分析を行ったところ，質量百分率で C：40.0%, H：6.67% であった。この化合物として，最も適切なものを選べ。　　[解答番号 | 28 |]

1. メタノール　　　　2. エタノール　　　　3. プロパノール
4. ブタノール　　　　5. フェノール　　　　6. 安息香酸
7. 酢酸　　　　　　　8. ギ酸　　　　　　　9. アセトアルデヒド

第 七 問　　次の文章を読み，問 1，2 に答えよ。　　[解答番号 | 29 | ～ | 37 |]

　2-ブタノールと濃硫酸を混合後，注意深く加熱して生成した気体を集めて調べたところ，3 種類のアルケン A，B および C が生成したことがわかった。生成量は C > B > A の順に多かった。なお，アルコールの脱水反応により幾何異性体が生成する場合には，トランス体がシス体より多く生成する。

　触媒を用いてアルケン A に水を付加させたのち，硫酸酸性条件下，二クロム酸カリウムを用いて酸化したところ，2 種類の化合物 D と E が得られた。D はフェーリング液を還元し，E はヨードホルム反応で黄色沈殿を生じた。

　アルケン A ～ C には，もう 1 つの構造異性体であるアルケン F が存在する。この F に対し，触媒を用いて水を付加させると，2 種類の化合物 G と H が得られた。G は，硫酸酸性条件下，二クロム酸カリウムにより酸化されなかった。一方，H は同じ条件で酸化され，化合物 I を生じた。また，I はフェーリング液を還元した。

問 1　　アルケン A ～ C および F の構造式として，最も適切なものをそれぞれ選べ。

アルケン A：[解答番号 | 29 |]
アルケン B：[解答番号 | 30 |]
アルケン C：[解答番号 | 31 |]
アルケン F：[解答番号 | 32 |]

問 2　　化合物 D，E および G ～ I の構造式として，最も適切なものをそれぞれ選べ。

化合物 D：[解答番号 | 33 |]
化合物 E：[解答番号 | 34 |]
化合物 G：[解答番号 | 35 |]
化合物 H：[解答番号 | 36 |]
化合物 I：[解答番号 | 37 |]

# 英　語

## 解答

3年度

## Ⅰ

〔解答〕

1. 1　　2. 2　　3. 3　　4. 2
5. 4　　6. 1　　7. 3　　8. 4

〔出題者が求めたポイント〕

1. cut down on「～を控える、減らす」。
2. 提案、要求、主張などを表す動詞(suggest, demand, insist など)の目的語となる節内の動詞は原形になる。
3. apologize to A for B「Bのことで A に謝罪する」。
4. be given to Ving「～しがちである」。
5. cry with pain「痛みで泣く」。
6. benefit「利益」。conscience「良心」。denial「否定」。prime「主要な」。
7. need Ving「～される必要がある」。不定詞で表すなら、to be repaired となる。
8. rise は自動詞「上昇する」。raise は他動詞「～を上げる」。

〔問題文訳〕

1. 医者は私に、アルコールを控えてバランスの取れた食事をするように言った。
2. 貴重品は車内に残さないようにお願い致します。
3. あなたは、会議中の発言について従業員に謝るべきだ。
4. 彼女はいらいらするといつも爪を嚙みがちだった。
5. そのかわいそうな少女は、足首を骨折した後、痛みで泣いていた。
6. 彼らが自分の利益のためだけに会社を経営しているのは明らかだが、部下は何も気付いていないふりをしている。
7. このシステムは正常に動作していません。修理が必要だと思います。
8. 今年の四半期ごとの利益は増加しており、最新の製品ニュースで株価は 200 ドルに上昇した。

## Ⅱ

〔解答〕

1. 2　　2. 1　　3. 2

〔出題者が求めたポイント〕

1. verified「実証された」。assumed「想定された」。proved「証明された」。refuted「反論された」。withheld「保留された」。
2. tied up「手が離せない」。busy「忙しい」。flat「平坦な」。hungry「空腹の」。upset「動揺して」。
3. turn a blind eye to「見て見ぬふりをする」。assume「想定する」。ignore「無視する」。pretend「ふりをする」。witness「目撃する」。

〔問題文訳〕

1. 後に、彼が主張したことが正しかったことが証明された。
2. 申し訳ありませんが、上司は今ちょっと手が離せません。彼は昼食のあと手が空くでしょう。
3. 彼は私たちに、オフィスにいるべきときにどこへ行ったかは、見て見ぬふりをするように頼んだ。

## Ⅲ

〔解答〕

1. 3　　2. 1　　3. 1

〔出題者が求めたポイント〕

1. meet with ⟶ meet(meet with は「(話し合いをするために)(人)と会う」または「(不幸など)に遭遇する」という意味で用いる。)
2. Good many ⟶ A good many
3. Any of ⟶ None of

〔問題文訳(間違い箇所を修正したもの)〕

1. その会社は、将来のグローバルな課題に対応するために、事業をまったく新しい経営グループに委譲した。
2. 昨日の昼食会に出席した相当数の人が、社長が持ち出した考えに反対した。
3. 今日の新聞の求人欄に載っている仕事はどれも、私にとっては少しも魅力的ではなかった。

## Ⅳ

〔解答〕

1. 2　　2. 3　　3. 4

〔出題者が求めたポイント〕

選択肢訳

1. 1. 私もそこに行きたいです。ご一緒してもいいですか。
   2. 旅行代理店に行ったほうがいいかもね。
   3. そんなにたくさんの場所を訪れたくないね。
   4. それはいい考えですね。
2. 1. いくらか分かりますか？
   2. もう試しましたか？
   3. 敏感肌でも大丈夫かしら？
   4. 試着する価値はありますか？
3. 1. 大丈夫です。食堂でお昼を食べながらグループで話しましょう。
   2. あらまあ。あなたが私に関して問題を抱えていると聞いて残念です。
   3. 分かりました。一緒に会議に行って発表しましょう。
   4. 分かったわ。後で私のオフィスで一緒に話しませんか？

〔全訳〕

1．A：今年の休暇はどこへ行くつもりなの？
　　B：さあ、どうだかなあ。行きたいところはたくさんあるけどね。
　　A：旅行代理店に行ったほうがいいかもね。

2．A：新しい化粧品を試してみるの興味ある？　姉が化粧品会社に勤めていて、誰かに無料サンプルをあげたがってるの。
　　B：敏感肌でも大丈夫かしら？
　　A：あら、それは姉に聞いたほうがよさそうね。分かったらお知らせするわ。
　　B：ありがとう。連絡を待ってるわね。

3．A：個人的に話す時間はありますか？
　　B：会議に行く途中だけど、少しなら時間あるわ。何について話したいの？
　　A：スタッフのひとりについて深刻な問題があって、アドバイスがもらいたいの。
　　B：分かったわ。後で私のオフィスで一緒に話しませんか？

# Ⅴ

〔解答〕

(A)　ア　3　イ　4　ウ　2　エ　4
(B)　オ　3　カ　1　キ　1

〔出題者が求めたポイント〕

(A)

ア　distraction「気を散らすこと」。restraint「抑制、自制」。strain「負担、緊張」。unhappiness「不幸」。
イ　beneficial「有益な」。graceful「優雅な」。negligible「無視できる」。substantial「相当な」。
ウ　arranged「配列された」。disrupted「中断された」。organized「組織された」。resumed「再開された」。
エ　courage「勇気」。doubt「疑い」。eagerness「熱心さ」。reluctance「抵抗」。

(B)

オ　deduced「推定された」。fused「融合した」。induced「引き起こされた」。mused「熟考した」。Human-induced は「人類によって引き起こされた」が直訳。
カ　affecting「影響を与えている」。dropping「落下している」。noticing「気づいている」。reporting「報告している」。
キ　accountable「原因となる」。perceivable「知覚できる」。sustainable「持続できる」。viable「実行可能な」。

〔全訳〕

(A)

　新型コロナウイルスのパンデミック（世界的大流行）により、世界の医療リソースに多大な(ア)負担がかかっている。世界保健機関（WHO）は最近、ジフテリア・破傷風・百日咳に対する予防接種率が2020年1月から4月にかけて(イ)相当低下したと報告している。WHO の調査に回答した80ヵ国を超える国々の4分の3以上が、予防接種プログラムが(ウ)中断されたと報告した。その理由は、個人用保護具の不足、旅行制限、人員不足、自宅を出て診療所に行くことへの(エ)抵抗などだった。予防接種プログラムによって毎年最大300万人の命が救われると推定されているが、これまでよりも多くの子供たちがワクチン接種を受けているにもかかわらず、150万人以上が予防接種の欠如のせいで死亡していると見積もられている。

(B)

　人類が(オ)引き起こした気候変動が地球に大きな影響を与えている。2020年の上半期、シベリアの気温はその時期の平均より5℃以上高かった。このシベリアの熱波は、1月から5月の間で世界の平均気温を記録が始まって以来2番目に高くするのに寄与した。北極圏では、地球全体の平均気温上昇スピードの約2倍の速さで温暖化が進んでおり、その変化がこの地域外の気象パターンに(カ)影響を与えている。これはジェット気流——世界の気象システムを動かすのに役立つ、大気上層の高速で移動する空気の帯——によるものだ。この北極圏との関連性は、洪水や暴風雨だけでなく、厳しい冬から激しい夏まで、多くの異常気象の(キ)原因だと考えられている。

# Ⅵ

〔解答〕

1．2　　2．3　　3．4

〔出題者が求めたポイント〕

選択肢訳

1．「次のどれが、最初の段落の空欄に入れるのに最も適切な単語か」
　1．評価する
　2．影響を与える
　3．正当化する
　4．生産する

2．「日本の大学では、通常のマウスについてどのようなことが観察されたか」
　1．彼らは他のマウスの2倍のストレスホルモンを産生した。
　2．彼らは微生物にさらされることなく清潔な環境で育てられた。
　3．彼らは他のマウスの半分の量のストレスホルモンを産生した。← 最終段落第2文に一致
　4．彼らは実験室条件で微生物にさらされたときストレスを受けた。

3．「この文章によると、次のうちどれが真実ではないか」
　1．ピーナッツ粉、バナナ、大豆を含む食事は、栄養不足の子どもたちのマイクロバイオームを活性化するのに有効であることを科学者たちは発見した。← 第2段落最終文に一致
　2．マイクロバイオームは脳や体の成長に重要であり、小児期から影響を与えていると思われる。← 第1段落第3文に一致

3. 免疫療法に反応する患者に有益であることが観察された細菌レベルの増加は、マウスにも同様に有益であると思われた。← 第3段落最終文に一致
4. 科学者たちは消化器官のマイクロバイオームが脳にどのような影響を与えるかを完全に理解しており、今では正確な因果関係がよく知られている。← 最終段落冒頭に「正確な因果関係はともかく」とある。

〔全訳〕

マイクロバイオームは医学研究の最も興味深い新分野のひとつである。私たちの体表と体内に住む何兆もの微生物が、体と心の健康に、重要な、決定的でさえある役割を果たしていると思われる。微生物は、小児期から脳、骨、体の成長に影響を与え、心身の病気の進行に影響を与えると考えられている。もしそれが本当なら、それは潜在的に広範囲に及ぶ利益を持つ医学研究の分野ということになる。

例えば、米国の科学者たちは、バングラデシュの子供たちの成長に細菌が及ぼす影響について研究を行った。研究者たちは健康なマイクロバイオームに存在する主な細菌の種類を特定した。彼らは、どのような食品がマウスやブタにおいてこれらの細菌群を増大するかを究明し、次に、12〜18ヶ月の栄養不良のバングラデシュの子供を対象に試験を実施した。彼らは、バナナ、大豆、ピーナッツ粉を含む食事が最も効果があることを発見した。

アメリカとフランスの研究においても、マイクロバイオームと、がん患者に対する免疫療法の相対的成功率との間には関係があることが示されている。フランスの症例では、特にある種類の細菌の存在が、患者がこの療法に反応するかどうかに影響するらしいことが分かった。マウスにおけるこの細菌レベルの増加が、免疫療法に対するマウスの反応を同じく上昇させたようだった。

米国の症例では、より豊富で多様なマイクロバイオームを有する患者の方が、免疫療法に対する反応が良好であることが研究者により見出された。さらに、高レベルの2種類の細菌は有益であるが、他の種は有害であることが分かった。関連する細菌をマウスに移植するために糞便移植が行われ、有益細菌を持つマウスは、有害細菌を持つものよりも腫瘍の増殖が遅いことが観察された。

消化器官のマイクロバイオームが脳とどのように関連しているかは、現在のところ完全には理解されていないが、いくつかの理論が提案されている。ひとつの可能性は、脳と腸をつなぐ迷走神経を介するというものだ。もうひとつは、多くの精神障害と関連する、神経系を介するものだ。細菌が繊維を短鎖脂肪酸に変換する仕組みが関係しているのかも知れない。さらには、微生物がマイクロRNAを利用して神経細胞の機能を変化させる可能性を示す証拠もある。

正確な因果関係はともかく、マイクロバイオームが我々の精神衛生に有意な影響を及ぼすという証拠が増えている。日本の大学の研究によると、微生物にさらされ

ることなく育てられたマウスは、ストレスを受けたとき、通常のマウスの2倍のストレスホルモンを産生した。この初期の研究は、マイクロバイオームと脳の関係についての多くの研究につながるものだった。これが将来の新しい治療法をもたらすことが期待される。

## Ⅶ

〔解答〕

1. 1    2. 3    3. 4

〔出題者が求めたポイント〕

選択肢訳

1. 「次のどれが、第2段落の空欄に入れるのに最も適切な単語か」
   1. 安心な
   2. 当惑した
   3. 明白な
   4. 不安定な
2. 「2018年に日本で生まれた赤ちゃんの数はどのくらいか」
   1. 813,000
   2. 907,000
   3. 918,000 ← 2018年から2019年にかけて、5.9%減少して864,000人になったので、2018年の数は、864,000 ÷ (100% − 5.9%) = 918,172人となる。
   4. 985,000
3. 「この文章によれば、次のうちどれが正しいか」
   1. 米国は、世界同時不況以降、全般的な景気後退を経験している。
   2. 日本は長い間人口問題を抱えており、世界で最も低い出生率に苦しんでいる。
   3. 経済が着実に上向き始めると、出生率は確実に上昇する。
   4. 言及された国々では出生数が減少しているが、最近では40代での出産が増えている。← 最終段落第3文に一致

〔全訳〕

米国では、2019年に新生児数が5年連続で減少し、出生率は33年ぶりの低水準となった。2014年以降の年平均減少率は1%であり、この減少傾向の原因は世界同時不況だったと考えられる。

2000年後半に起こった世界的な景気低迷である世界同時不況以来、出産数は全般的に減少傾向にあった。米国は2009年以来、非常に長い景気拡大を経験してきたが、出生率は下がり続けている。これは、景気回復が国民の将来に対する認識を反映していないことを示している。子供の養育費や教育費を考えると、夫婦は何年も先のことに安心感を抱く必要がある。

日本もまた、2019年に過去最低の出生率を経験し、人口危機はますます悪化している。2019年の出生数は864,000人で、前年に比べ5.9%減少した。厚生労働省によると、これは過去120年間で最低の数字だった。

韓国も少子化に苦しんでいる。2018年、日本の合計

特殊出生率は 1.05 人から 0.98 人に下がり、記録を取り始めて以来最低の数字となった。出生率とは、典型的な女性が生涯に産む子供の平均数である。したがって、この数字は女性 1 人当たりの出生数が 1 人未満であることを示している。

　韓国の出生率は 2019 年に 0.92 人と、2 年連続で世界最低記録を更新した。米国は 1.71 人、日本は 1.36 人だった。これらの国に共通しているのは、20 代と 30 代前半の女性の出生率が低下している一方、40 代前半の女性の出生率が若干上昇していることである。各国政府は、出生率の低下を食い止める対策を取っているが、この問題の抜本的解決策を見出すことは極めて難しいように思える。

# 数　学

## 解　答　　　3年度

推　薦

### 第一問

〔解答〕

(1)

| 1 | 2 | 3 | 4 | 5 | 6 | 7 |
|---|---|---|---|---|---|---|
| 8 | 8 | 9 | 4 | 1 | 7 | 8 |

〔出題者が求めたポイント〕

(1) 実数

$a$, $b$ が有理数で，$a + b\sqrt{5} = 0$ のとき，

$a = 0$, $b = 0$

(2) 2次関数

放物線の方程式を $y = ax^2 + bx + c$ とし，3点を代入し，$a$, $b$, $c$ を求める。$y$ を $x$ について平方完成する。$y = a(x-p)^2 + q$ となったら頂点は，$(p, q)$ なので平行移動して $(p+2, q+1)$

〔解答のプロセス〕

(1) $3x - 2x\sqrt{5} - 4y + 2y\sqrt{5} + 8 = 0$

$(3x - 4y + 8) - 2(x - y)\sqrt{5} = 0$

$3x - 4y + 8 = 0$, $x - y = 0$　よって

$y = x$, $3x - 4x = -8$　より　$x = 8$, $y = 8$

(2) 放物線を $y = ax^2 + bx + c$ とする。

$(-1, -2)$ を通るので，$a - b + c = -2$

$(0, 1)$ を通るので，$c = 1$

$(1, 0)$ を通るので，$a + b + c = 0$

$c = 1$　より　$a - b = -3$, $a + b = -1$

よって，$a = -2$, $b = 1$

放物線は，$y = -2x^2 + x + 1$

$$y = -2\left(x^2 - \frac{1}{2}x\right) + 1 = -2\left(x - \frac{1}{4}\right)^2 + \frac{9}{8}$$

平行移動した頂点の座標は，

$$\left(\frac{1}{4} + 2, \ \frac{9}{8} + 1\right) = \left(\frac{9}{4}, \ \frac{17}{8}\right)$$

### 第二問

〔解答〕

(1)

| 8 | 9 |
|---|---|
| 1 | 0 |

(2)

| 10 | 11 | 12 | 13 | 14 | 15 |
|----|----|----|----|----|----|
| 5  | 0  | 4  | 0  | 1  | 2  |

〔出題者が求めたポイント〕

(1) 平方根，整数

分母，分子に $\sqrt{n} + \sqrt{m}$ をかけて分母を有理化する。$nm = k^2$ とする。$k = 1 \sim 20$ で，条件に合う自然数 $n$, $m$ があるかどうか探す。

(2) 場合の数

A, U, K を8つの場所から2つづつ選んで並べ，残り2つを並べる。

YAKKA を1つの文字で考え，4つの場所から2つ選んで U を並べ，残り2つを並べる。

$n$ から $r$ を選ぶのは，$_nC_r$ 通り。

〔解答のプロセス〕

(1) $$\frac{\sqrt{n} + \sqrt{m}}{\sqrt{n} - \sqrt{m}} = \frac{(\sqrt{n} + \sqrt{m})^2}{(\sqrt{n} - \sqrt{m})(\sqrt{n} + \sqrt{m})}$$

$$= \frac{n + m + 2\sqrt{nm}}{n - m}$$

| $nm$ | $n$ | $m$ | $(n+m) + 2\sqrt{nm}$ | $n-m$ | 値 |
|------|-----|-----|----------------------|-------|-----|
| 4    | 4   | 1   | $5 + 4 = 9$          | 3     | 3   |
| 9    | 9   | 1   | $10 + 6 = 16$        | 8     | 2   |
| 16   | 16  | 1   | $17 + 8 = 25$        | 15    | ×   |
| 16   | 8   | 2   | $10 + 8 = 18$        | 6     | 3   |
| 36   | 18  | 2   | $20 + 12 = 32$       | 16    | 2   |
| 36   | 12  | 3   | $15 + 12 = 27$       | 9     | 3   |
| 36   | 9   | 4   | $13 + 12 = 25$       | 5     | 5   |
| 64   | 16  | 4   | $20 + 16 = 36$       | 12    | 3   |
| 100  | 20  | 5   | $25 + 20 = 45$       | 15    | 3   |
| 144  | 18  | 8   | $26 + 24 = 50$       | 10    | 5   |
| 144  | 16  | 9   | $25 + 24 = 49$       | 7     | 7   |

×は分数になるところ

従って，10通り

(2) A, K, U を2つづつ並べ残り2つを並べる。

$_8C_2 \cdot {}_6C_2 \cdot {}_4C_2 \cdot 2! = 28 \times 15 \times 6 \times 2 = 5040$

YAKKA を1文字と考えると4つに，U を2つ選んで並べ残り2つを並べる。

$_4C_2 \cdot 2! = 6 \times 2 = 12$

### 第三問

〔解答〕

(1)

| 16 | 17 | 18 |
|----|----|----|
| 1  | 2  | 3  |

(2)

| 19 | 20 | 21 |
|----|----|----|
| 2  | 5  | 2  |

(3)

| 22 | 23 |
|----|----|
| 5  | 9  |

〔出題者が求めたポイント〕

(1) 証明，2次不等式

$p > 0$, $q > 0$ のとき，$p + q \geqq 2\sqrt{pq}$

（= のときは，$p = q$）

$ab$ を1つの文字として2次不等式を解く。

(2) 対数関数，2次関数

$\log_c M + \log_c N = \log_c MN$

$xy$ の $y$ に $x$ の式を代入し，$x$ について平方完成して最大値を求める。

(3) 微分法

$f(x) = x^3 - 3x^2 + a - 5$ として，増減表をつくり正の実数解が2つとなるようにする。$f'(x) = 0$ のとき 0 と $a (> 0)$ になるので，$f(0) > 0$, $f(a) < 0$

〔解答のプロセス〕

(1) $a^2 + b^2 = \dfrac{1}{3} - 3a^2 b^2$

$a^2 + b^2 \geqq 2\sqrt{a^2 b^2} = 2ab$　より

$\dfrac{1}{3} - 3a^2 b^2 \geqq 2ab$　よって　$9a^2 b^2 + 6ab - 1 \leqq 0$

$= 0$ のとき，$ab = \dfrac{-3 \pm \sqrt{18}}{9} = \dfrac{-1 \pm \sqrt{2}}{3}$

$a > 0$，$b > 0$ より，$0 < ab \leqq \dfrac{-1 + \sqrt{2}}{3}$

(2) $\log_2 x + \log_2 y = \log_2 xy$

$y = -\dfrac{1}{2}x + 5$ より

$xy = -\dfrac{1}{2}x^2 + 5x = -\dfrac{1}{2}(x^2 - 10x)$

$\qquad = -\dfrac{1}{2}(x - 5)^2 + \dfrac{25}{2}$

最大値は，$\log_2 \dfrac{25}{2}$

(3) $f(x) = x^3 - 3x^2 + a - 5$

$f'(x) = 3x^2 - 6x = 3x(x - 2)$

| $x$ | | $0$ | | $2$ | |
|---|---|---|---|---|---|
| $f'(x)$ | $+$ | $0$ | $-$ | $0$ | $+$ |
| $f(x)$ | ↗ | | ↘ | | ↗ |

よって，$f(0) > 0$，$f(2) < 0$ なら 2 つの正の実数解を持つ。

$(f(0) =) a - 5 > 0$　より　$a > 5$　…①

$(f(2) =) a - 9 < 0$　より　$a < 9$　…②

①，②より　$5 < a < 9$

## 第四問

〔解答〕

| (1) | 24 | 25 | 26 | 27 |
|---|---|---|---|---|
| | 2 | 3 | 2 | 1 |

| (2) | 28 | 29 |
|---|---|---|
| | 2 | 3 |

〔出題者が求めたポイント〕

(1) 数列

$a_{n+1} = p a_n + q$ で表わされる数列は，

$a = pa + q$ となる $a$ を求めると，

$a_{n+1} - a = p(a_n - a)$ となるので，

$a_n - a = (a_1 - a)p^{n-1}$ となる。

$\displaystyle\sum_{k=1}^{n} ar^{k-1} = a\dfrac{r^n - 1}{r - 1}$, $\displaystyle\sum_{k=1}^{n} C = Cn$

(2) 空間ベクトル

$\vec{a} = (x_1,\ y_1,\ z_1)$, $\vec{b} = (x_2,\ y_2,\ z_2)$ で，$\vec{a}$ と $\vec{b}$ のなす角が $\theta$ のとき，

$\vec{a} \cdot \vec{b} = x_1 x_2 + y_1 y_2 + z_1 z_2$

$|\vec{a}| = \sqrt{x_1^2 + y_1^2 + z_1^2}$, $|\vec{b}| = \sqrt{x_2^2 + y_2^2 + z_2^2}$

$\vec{a} \cdot \vec{b} = |\vec{a}||\vec{b}|\cos\theta$

〔解答のプロセス〕

(1) $a_{n+1} = \dfrac{3}{2}a_n - \dfrac{1}{2}$　より　$a = \dfrac{3}{2}a - \dfrac{1}{2}$ とする。

$\dfrac{1}{2}a = \dfrac{1}{2}$　より　$a = 1$

$a_{n+1} - 1 = \dfrac{3}{2}(a_n - 1)$

$a_n - 1 = (2 - 1)\left(\dfrac{3}{2}\right)^{n-1}$　より　$a_n = \left(\dfrac{3}{2}\right)^{n-1} + 1$

$S_n = \displaystyle\sum_{k=1}^{n} \left\{ \left(\dfrac{3}{2}\right)^{k-1} + 1 \right\} = \dfrac{\left(\dfrac{3}{2}\right)^n - 1}{\dfrac{3}{2} - 1} + n$

$\qquad = n + 2\left\{ \left(\dfrac{3}{2}\right)^n - 1 \right\}$

(2) $\overrightarrow{AB} = \left(0,\ -\dfrac{1}{2},\ -1\right)$, $\overrightarrow{AC} = (0,\ -1,\ s - 1)$

$|\overrightarrow{AB}| = \sqrt{\dfrac{1}{4} + 1} = \dfrac{\sqrt{5}}{2}$

$|\overrightarrow{AC}| = \sqrt{1 + (s - 1)^2} = \sqrt{s^2 - 2s + 2}$

$\overrightarrow{AB} \cdot \overrightarrow{AC} = 0 + \left(-\dfrac{1}{2}\right) \cdot (-1) + (-1)(s - 1)$

$\qquad = \dfrac{3}{2} - s$

$\overrightarrow{AB} \cdot \overrightarrow{AC} = \dfrac{\sqrt{5}}{2}\sqrt{s^2 - 2s + 2} \cdot \dfrac{1}{\sqrt{2}} = \dfrac{\sqrt{5}}{2\sqrt{2}}\sqrt{s^2 - 2s + 2}$

$\dfrac{3}{2} - s = \dfrac{\sqrt{5}}{2\sqrt{2}}\sqrt{s^2 - 2s + 2}$

右辺正より，$\dfrac{3}{2} > s$ として両辺 2 乗する。

$\dfrac{9}{4} - 3s + s^2 = \dfrac{5}{8}(s^2 - 2s + 2)$

$\dfrac{3}{8}s^2 - \dfrac{7}{4}s + 1 = 0$　より

$3s^2 - 14s + 8 = 0$　よって　$(3s - 2)(s - 4) = 0$

$\dfrac{3}{2} > s$　より　$s = \dfrac{2}{3}$

# 化　学

## 解　答　3年度

### 第一問

〔解答〕

問1　5
問2　2
問3　1
問4　4
問5　2

〔出題者が求めたポイント〕

原子の性質

〔解答のプロセス〕

問1　陽子の数＝原子番号なので，原子番号の一番小さいものを選べばよい。
問2　FとOのみ第二周期で最外殻がL殻である。この2つのうち，原子半径が小さいのは原子番号の大きいF。
問3　どのイオンも同じ電子配置なので，原子番号が最も大きい$Al^{3+}$を選ぶ。
問4　最も陽イオンになりやすいもの。アルカリ金属のNaである。
問5　電気陰性度はハロゲンが大きい。その中でもFは全元素中最大である。

### 第二問

〔解答〕

問1　6
問2　0
問3　8

〔出題者が求めたポイント〕

弱酸の加水分解
問2は緩衝溶液となることに注意

〔解答のプロセス〕

問1　$[H^+] = \sqrt{cK_a} = \sqrt{2.0 \times 10^{-5}}$

$pH = -\log_{10}\sqrt{2.0 \times 10^{-5}} = -\frac{1}{2}(5 - \log_{10}2) = 2.35$

問2
$$\begin{matrix} A & 0.0100\,mol \\ NaOH & 0.0050\,mol \end{matrix} \Biggr) \longrightarrow \begin{matrix} A-Na & 0.0050\,mol \\ A & 0.0050\,mol \end{matrix}$$

$\therefore [A^-] = \dfrac{0.0050}{0.06}$ mol/L, $[A] = \dfrac{0.0050}{0.06}$ mol/L

$[H^+] = \dfrac{[A]}{[A^-]}K_a = 2.0 \times 10^{-5}$

$\therefore pH = -\log_{10}2.0 \times 10^{-5} = 4.7$

問3
$$\begin{matrix} A & 0.0100\,mol \\ NaOH & 0.0200\,mol \end{matrix} \Biggr) \longrightarrow \begin{matrix} A-Na & 0.0100\,mol \\ NaOH & 0.0100\,mol \end{matrix}$$

$[OH^-] = \dfrac{0.0100}{0.210} = \dfrac{1}{21}$ mol/L

$pH = 14 - pOH = 14 - (\log_{10}3 + \log_{10}7)$
$\qquad = 12.67$

### 第三問

〔解答〕

問1　3
問2　イ. 3　ウ. 8　エ. 2
問3　2

〔出題者が求めたポイント〕

標準溶液の作製

〔解答のプロセス〕

問1　必要なNaClの量は，$0.100 \times \dfrac{500}{1000} = 0.05\,mol$

質量に換算すれば，$58.5 \times 0.05 = 2.925\,g$

### 第四問

〔解答〕

問1　3
問2　4
問3　3

〔出題者が求めたポイント〕

ダニエル電池

〔解答のプロセス〕

問2　$\dfrac{7720}{9.65 \times 10^4} = 0.08\,[mol]$ となるので，析出するCuは0.04mol　よって　$63.5 \times 0.04 = 2.54\,[g]$

問3　このダニエル電池を放電すると，亜鉛版は溶けて銅が析出するので，亜鉛濃度は増加し，銅濃度が減少する。

### 第五問

〔解答〕

問1　A　4　　B　3　　C　6　　D　2
　　　E　5　　F　1
問2　7
問3　7
問4　6

〔出題者が求めたポイント〕

無機化学，陽イオンの定性分析

〔解答のプロセス〕

問1　AとBはアルカリ金属とアルカリ土類金属である。炎色反応からBがCaと分かるので，AはNaである。
　　　CとDは水素よりもイオン化しやすい金属で，AlとZnである。これらの水酸化物のうち，過剰のアンモニア水に溶けるのはZnである。よってCはZn，DはAl。
　　　EとFはAgとPbだが，塩化物が熱水にとけるEはPb。よってFはAg。
問2　［ア］　強いのは還元力(自身は酸化される)

　　〔ウ〕　ブリキは Sn のメッキ。Zn はトタンである。
　　〔カ〕　塩酸は酸化力のある酸には分類されない。
問3　〔イ〕　$CaCO_3 \longrightarrow CaO + CO_2$
　　〔ウ〕　金属樹と呼ばれる現象だが，D の Al の方が
　　　　　　イオン化しやすいので，この条件では何も起こら
　　　　　　ない。
問4　E の硝酸塩…$Pb(NO_3)_2$（式量 331）6.62 g ＝ 0.02 mol
　　　F の硝酸塩…$AgNO_3$（式量 170）32.3 g ＝ 0.19 mol

　　　塩酸は $0.600\,\mathrm{mol/L} \times \dfrac{200}{1000}\,\mathrm{L} = 0.12\,\mathrm{mol}$ あるので，

　　　$PbCl_2$ は $x = 0.02\,\mathrm{mol}$，AgCl は $y = 0.12\,\mathrm{mol}$ 沈殿する。

　　　$\therefore \dfrac{y}{x} = 6.0$

## 第六問
〔解答〕
問1　2
問2　3
問3　7
〔出題者が求めたポイント〕
有機化学，元素分析
〔解答のプロセス〕
問1　発生する気体は水蒸気（水）と二酸化炭素である。
　　二酸化炭素の捕集に使うソーダ石灰は水も吸収するの
　　で，水を吸収する塩化カルシウム管を先に通す。
問3　$C:H:O = \dfrac{40.0}{12} : \dfrac{6.67}{1} : \dfrac{100 - (40 + 6.67)}{16}$
　　　　　　　$= 3.33\cdots : 6.67 : 3.33\cdots$
　　　$\therefore$ 組成式は $CH_2O$
　　選択肢の中で，これに合致するのは 7 の酢酸のみ。

## 第七問
〔解答〕
問1　A　1　　B　3　　C　2　　D　4
問2　D　6　　E　8　　G　4　　H　3　　I　7
〔出題者が求めたポイント〕
アルコールの脱水
〔解答のプロセス〕
問1，2

CH₃-CH-CH₂-CH₃ → 構造式 + 構造式
（2-ブタノール）（1-ブテン）（シス-2-ブテン）

（紙面の都合により，トランス-2-ブテンは省略して
ある。）
　A，B，C は 1-ブテン，シス-2-ブテン，トランス
-2-ブテンのいずれかである。問題文から，シス-2-
ブテンとトランス-2-ブテンの生成量はトランス-2-
ブテンの方が多いこともわかる。
　続いて，A に水を付加すると 2 種類のアルコール
が生成していることがわかる。2-ブテンの水付加ア

ルコールは 1 種なので A は 1-ブテンとわかる。

　A，B，C の構造異性体である F はメチルプロピレ
ンである。これに水を付加すると，2 種類のアルコー
ルが作られる。

　この 2 つのアルコールのうち，酸化されない G は
第三級アルコールの 2-メチル-2-プロパノール，H
は 2-メチル-1-プロパノールである。

令和2年度

問 題 と 解 答

# 英　語

## 問題

(40分)

2年度

Ⅰ. 次の各英文の（　　　）に入る語句として最も適切なものを，それぞれ1から4の中から1つ選び，その番号をマークしなさい。　　【 解答番号　1　～　8　】

1.  I get up early and go jogging every morning before work in order to (　　　).
    1. keep health
    2. pull my leg
    3. put effort
    4. stay in shape
    
    | 1 |

2.  The safety and efficacy of a new drug (　　　) currently being tested.
    1. are
    2. have been
    3. was
    4. were
    
    | 2 |

3.  It is well known that smoking (　　　) more harm than good.
    1. does
    2. gets
    3. goes
    4. makes
    
    | 3 |

4.  I saw a person drowning, so I asked the lifeguard that was on (　　　) that day for help.
    1. check
    2. duty
    3. task
    4. work
    
    | 4 |

5.  Miranda took great (　　　) to bring up her five children properly.
    1. difficulties
    2. hardships
    3. pains
    4. wishes
    
    | 5 |

6.  The average life (　　　) in Japan is 84.2 years, and many Okinawans are over 100 years old.
    1. expectancy
    2. insurance
    3. longing
    4. respect
    
    | 6 |

7.  Amber and James are on really good (　　　) with each other.
    1. condition
    2. friends
    3. terms
    4. reliance
    
    | 7 |

8.  I was very shocked to hear the announcement because it came out of the (　　　).
    1. blue
    2. green
    3. red
    4. yellow
    
    | 8 |

Ⅱ. 次の各英文の下線部の文脈における意味として最も近いものを，それぞれ1から4の中から1つ選び，その番号をマークしなさい。 【 解答番号 9 ～ 12 】

1. After such unusually hard work, the factory workers were totally underlined worn out.
   1. enlightened
   2. fatigued
   3. finished
   4. refreshed

   9

2. Joshua has just underlined filed an application for admission to his first choice of school.
   1. gotten into
   2. handed in
   3. kept in
   4. set in

   10

3. We were perfectly underlined fooled by the story told by the little children that we helped the other day.
   1. given away
   2. gotten on
   3. made out
   4. taken in

   11

4. He seems to be a bit underlined under the weather, so be quiet and leave him in peace.
   1. annoyed
   2. stressed
   3. restless
   4. unwell

   12

Ⅲ. 次の各英文で間違っている箇所を，それぞれ1から4の中から1つ選び，その番号をマークしなさい。 【 解答番号 13 ～ 15 】

1. <u>Now</u> we know what to do and <u>how we</u> should deal with this problem, so I cannot
     1                       2
   see <u>why to discuss</u> the matter <u>any further</u>.
         3             4

   13

2. <u>According to</u> a study <u>conducted</u> in Denmark, the influence of menstruation <u>on</u>
     1           2                         3
   women's productivity is <u>considerable</u> underestimated.
            4

   14

3.  The introduction of <u>any</u> change <u>will</u> usually cause some reactions <u>which</u> the body
                         1                   2                             3

   <u>tries to</u> adapt.
    4

| 15 |

IV. 次のAとBの会話が一番自然な流れとなるように，（　　　）の中に入る語句として最も適切なものを，それぞれ1から4の中から1つ選び，その番号をマークしなさい。

【 解答番号 | 16 | ～ | 18 | 】

1.  A: Hi, Emily!　How's it going?
    B: (　　　)　How are you doing?
    A: Not too bad, but could be better.
    1. I don't know.　That's not my business.
    2. I'm really well, thanks.
    3. It was nice meeting you.
    4. I'm going to the meeting room.

| 16 |

2.  A: Mom, all the dishes you made for my birthday party were so good!
    B: Thank you, dear.　But I don't think your friends liked that chocolate cake.
    A: Why do you say that?
    B: (　　　)
    1. Because I really liked it.
    2. Well, did you really like it?
    3. Because it's all gone.
    4. Well, most of it is still left.

| 17 |

3.  A: Why don't we have a meeting about the next project?
    B: When should we have it?　Is 11:00 a.m. on Friday good for you?
    A: (　　　)　How about Thursday, instead?　I'm available anytime after 2:00 p.m.
    1. I'm afraid he won't be able to make it next Friday.
    2. I'm sorry but I have an unavoidable prior commitment.
    3. I'm looking forward to working with you another time.
    4. I'm just grateful that you would put it off until some future date.

| 18 |

V. 次の各英文の空欄に入る語として最も適切なものを，それぞれ 1 から 4 の中から 1 つ選び，その番号をマークしなさい。　　　【 解答番号　19　～　24 】

(A)　Winter rashes* are troublesome for people who live in areas with seasonal weather changes.　People with（　ア　）skin tend to develop a dry, itchy rash during the cold winter months.　Applying some natural oils onto the skin helps it stay moist and heightens its（　イ　）attributes.　For example, avocado oil is excellent for healing damage thanks to its healthy fats which（　ウ　）the skin.　Avoiding products that contain chemicals, alcohols, and fragrances is also recommended to prevent winter rashes.

rashes*　発疹

| | | | | | |
|---|---|---|---|---|---|
| ア | 1. sensational | 2. sensible | 3. sensitive | 4. sensory | 19 |
| イ | 1. proactive | 2. promotive | 3. prospective | 4. protective | 20 |
| ウ | 1. counter | 2. foster | 3. nourish | 4. repress | 21 |

(B)　Not many people know that dandelions are one of the healthiest plants you can eat.　These yellow flowering plants, which have seed heads known as blowballs, are edible and nutritious – from root to leaf to flower.　A study published in 2014 ranked dandelions sixteenth out of the forty-one most nutritious foods on earth, which included kale and broccoli.　Dandelions contain great amounts of vitamins K, A, and C, along（　エ　）iron, calcium, magnesium and potassium*.　They also have vitamin E, folate*, and a small amount of vitamin B.　Dandelion root coffee is popular with pregnant women because it does not contain caffeine.　Many studies have shown that dandelions contain antioxidants*, can reduce cholesterol and inflammation*,（　オ　）blood sugar, lower blood pressure, aid digestion, and boost the immune system.　However, to（　カ　）, there is not much data on safe doses of dandelion supplements.　In addition, for some people dandelions might cause an allergic reaction, such as hives*, difficulty breathing, or swelling of the face, lips, tongue, and throat.

potassium*　カリウム　　　folate*　葉酸　　　antioxidants*　抗酸化剤
inflammation*　炎症　　　hives*　蕁麻疹

| | | | | | |
|---|---|---|---|---|---|
| エ | 1. in | 2. on | 3. to | 4. with | 22 |
| オ | 1. calculate | 2. motivate | 3. regulate | 4. situate | 23 |
| カ | 1. date | 2. day | 3. far | 4. now | 24 |

VI. 次の英文を読み，3つの設問に対して最も適切な答えをそれぞれ1から4の中から1つ選び，その番号をマークしなさい。　【 解答番号　25　～　27　】

　　Recently, researchers have suggested that time spent in front of screens, such as televisions and smart phones, can be a significant risk for overall health. In April 2019, a new study presented the results of a survey in which more than 50,000 American children, teenagers and adults were involved from 2001 to 2016. According to the data, nearly two-thirds of children and teenagers sat and watched television or videos for at least two hours a day. Moreover, for adults and teenagers, the total amount of time spent sitting in front of screens increased by around one hour from 2007 to 2016. Many researchers agree that inactivity may contribute to some diseases, such as diabetes* and cancer, or mental illness such as anxiety and depression. (　　　　), a new disease related to too much screen time has recently been identified: video game addiction.

　　In May 2019, the World Health Organization* (WHO) officially classified video game addiction as a disorder, categorizing it alongside other mental health issues. According to the latest official diagnostic* guide of the WHO, just spending too much time playing video games is not recognized as a disorder. It is diagnosed when severely abnormal gaming behavior lasts for at least twelve months. Symptoms include loss of control over gaming –i.e. onset, frequency, duration, termination and context–, prioritization of gaming over other life interests and daily activities, and continuation or escalation of a gaming habit despite clear negative effects on social relationships, such as work, school, and family life.

　　The Ministry of Health, Labour and Welfare* estimates that one in seven junior-high or high school students are affected by video game addiction. In the United Kingdom, more than 200 divorces were partly attributed to obsession with a certain popular online game in 2018, while in India two young people committed suicide after the government banned another popular game.

　　Video game addiction is treated with behavioral modification therapies. Group therapy is also useful, especially for people who have lost contact with family or friends because of their game addiction. Patients with a diagnosis of co-occurring depression, anxiety, or other psychiatric conditions may also need to be treated with antidepressants* or antianxiety drugs*. The first step towards a healthier life for people who experience too much screen time is for them to realize just how inactive they are. Some apps* or active video games, also known as "exergames," can be helpful in encouraging such people to move around more. Being active outside is essential in preventing serious video game addiction and exposure to sunlight is beneficial, according to health experts.

diabetes* 糖尿病        World Health Organization* 世界保健機関
diagnostic* 診断に役立つ        Ministry of Health, Labour and Welfare* 厚生労働省
antidepressants* 抗うつ薬        antianxiety drugs* 抗不安薬        apps* アプリ

1. Which of the following would be the most appropriate word to put into the blank in the first paragraph?
   1. Additionally
   2. Nonetheless
   3. Preferably
   4. Regardless

   [ 25 ]

2. Which of the following describes what the WHO has NOT done?
   1. It has updated its guide and provided information about a new illness.
   2. It has recognized sitting for two hours per day in front of a screen as abnormal behavior.
   3. It has added video game addiction to its registry of officially recognized diseases.
   4. It has stated that the symptoms of video game addiction include having no control over the decision to start or finish gaming.

   [ 26 ]

3. According to the passage, which of the following is true?
   1. In the U.K., one particular game contributed to the divorces of over two hundred couples in 2018.
   2. All patients with video game addiction need some type of medicine as well as therapies.
   3. The estimated time adults and teenagers sit rose to approximately nine hours a day in 2016.
   4. People who continue to play video games throughout the year ought to be diagnosed as having video game addiction.

   [ 27 ]

Ⅶ. 次の英文を読み，３つの設問に対して最も適切な答えをそれぞれ１から４の中から
１つ選び，その番号をマークしなさい。　【 解答番号　28　～　30　】

　　Rubella* is a highly contagious and infectious disease caused by the rubella virus.　It can spread very easily when an infected person breathes, coughs, or sneezes. People who were previously infected by the disease do not usually need to worry about getting infected again.　Unfortunately, even those people may not have enough antibodies* against the rubella virus.　It is also known that rubella infections can be avoided by getting a vaccination, which is the administration of a vaccine that helps the immune system* to develop antibodies to fight the disease.　However, infections have been spreading among male adults in Japan, and the government is now taking effective measures to （　　　） this outbreak before the 2020 Tokyo Olympics and Paralympics.

　　In late October of 2018, the U.S. Centers for Disease Control and Prevention* announced, due to the rubella outbreak, the travel advisory for Japan had been raised to the second highest level.　They warned that pregnant women should not travel to Japan without passing the rubella antibody test, because the disease can have severe consequences for an unborn child if the infection occurs during early pregnancy.　A baby born to an infected mother may have heart defects, hearing problems, low birth weight, and mental retardation*.　According to the National Institute of Infectious Diseases*, over eleven hundred cases were reported in Japan within the first ten months of 2018.　Consequently, this alert was considered quite serious, especially considering the fact that about one and a half million American citizens visit Japan every year.

　　As of July 10th 2019, more than nineteen-hundred rubella cases were reported in Japan.　The total number of rubella cases reported in 2018 was two-thousand nine-hundred and nineteen.　The main reason for this outbreak was that many Japanese men over 30 had not been obliged to be vaccinated against rubella.　Between August 1977 and March 1995, only girls had the opportunity to receive rubella vaccinations through regular public vaccination programs.　In order to combat this outbreak, the Minister of Health, Labour and Welfare made an announcement in the middle of December that males between 39 and 56 years old would be able to take rubella antibody tests as well as be vaccinated free of charge.　People who were previously infected have tended to ignore the results, but those who have not passed the test are strongly advised to get vaccinated against this disease.

rubella*　風疹　　　antibodies*　抗体　　　immune system*　免疫システム
U.S. Centers for Disease Control and Prevention*　アメリカ疾病予防センター
mental retardation*　精神遅滞
National Institute of Infectious Diseases*　国立感染症研究所

1.　Which of the following would be the most appropriate word to put into the blank in the first paragraph?
　　1. appreciate
　　2. deteriorate
　　3. eliminate
　　4. initiate

|28|

2.　Approximately how many Americans come to Japan every year?
　　1. 150,000
　　2. 1,500,000
　　3. 15,000,000
　　4. 150,000,000

|29|

3.　According to the passage, which of the following is true?
　　1. If you have had a rubella infection or vaccination before, you never have to consider taking an antibody test.
　　2. It was reported that approximately two thousand U.S. citizens were infected with the rubella virus in 2018.
　　3. The Japanese government did not change the rubella vaccination policy for over thirty years.
　　4. If a pregnant woman gets infected with rubella, her child might be born with some serious defects.

|30|

# 数　学

## 問題

（40分）

2年度

第一問　次の問に答えよ。

(1) $a > 0,\ b > 0$ のとき，$\left( \dfrac{a}{2} + \dfrac{3}{b} \right) \left( \dfrac{4}{a} + \dfrac{b}{6} \right)$ の最小値は $\dfrac{\boxed{1)}}{\boxed{2)}}$ である。

(2) 2次関数 $y = -x^2 + 4kx + 4k$ のグラフが $x$ 軸から切り取る線分の長さが 3 になるとき，定数 $k$ の値は $\dfrac{-\boxed{3)} \pm \sqrt{\boxed{4)}\ \boxed{5)}}}{\boxed{6)}}$ である。

第二問　　次の問に答えよ。

(1) A が 3 個のさいころを同時に投げ，B が 2 個のさいころを同時に投げるとき，A，B のうち少なくとも一方のさいころの目がすべて同じになる確率は $\dfrac{\boxed{7)}\ \boxed{8)}}{\boxed{9)}\ \boxed{10)}\ \boxed{11)}}$ である。

(2) 正二十面体の辺の数を $e$，頂点の数を $v$，面の数を $f$ とするとき，$e = \boxed{12)}\ \boxed{13)}$，$v = \boxed{14)}\ \boxed{15)}$ であり，$v - e + f = \boxed{16)}$ である。

**第三問**　　次の問に答えよ。

(1) 3つの数 $\sqrt{2}$, $\sqrt[3]{3}$, $\sqrt[6]{6}$ について成り立つ不等式を次の **1.～6.** の中から一つ選び,

該当する番号を $\boxed{17)}$ のマーク欄にマークせよ。

　　**1.** $\sqrt{2} < \sqrt[3]{3} < \sqrt[6]{6}$　　**2.** $\sqrt{2} < \sqrt[6]{6} < \sqrt[3]{3}$　　**3.** $\sqrt[3]{3} < \sqrt{2} < \sqrt[6]{6}$

　　**4.** $\sqrt[3]{3} < \sqrt[6]{6} < \sqrt{2}$　　**5.** $\sqrt[6]{6} < \sqrt{2} < \sqrt[3]{3}$　　**6.** $\sqrt[6]{6} < \sqrt[3]{3} < \sqrt{2}$

(2) $0 \leqq x < \dfrac{\pi}{2}$, $0 \leqq y < \dfrac{\pi}{2}$, $\sin x + \cos y = 1$ であるとき, $\cos x + \sin y$ の最小値は

$\boxed{18)}$ , 最大値は $\sqrt{\boxed{19)}}$ である。

(3) 関数 $f(x) = \displaystyle\int_0^x (3t^2 + 8t - 3)\, dt$ の極大値は $\boxed{20)}\ \boxed{21)}$ であり, 極小値は

$-\dfrac{\boxed{22)}\ \boxed{23)}}{\boxed{24)}\ \boxed{25)}}$ である。

第四問　次の問に答えよ。

(1) $a_5 = 89$, $a_{10} = 184$ である等差数列 $\{a_n\}$ の $\displaystyle\sum_{k=5}^{20} a_k$ の値は $\boxed{26)}\ \boxed{27)}\ \boxed{28)}\ \boxed{29)}$ である。

(2) ベクトル $\vec{a}$, $\vec{b}$ に対して $|\vec{a}| = 4$, $|\vec{b}| = 5$, $|\vec{a} - \vec{b}| = 6$ とする。$t$ が実数全体を動くとき $|\vec{a} + t\vec{b}|$ の最小値は $\dfrac{\boxed{30)}\ \sqrt{\boxed{31)}}}{\boxed{32)}}$ である。

# 化 学

## 問題

（40分）

2年度

第 一 問　次の問1～7に答えよ。　　　　　　　［解答番号　1 ～ 7 ］

問1　単体の組み合わせとして，最も適切なものを選べ。

　　　　　　　　　　　　　　　　　　　　　　　　　　　　　［解答番号　1 ］

1. アンモニアと硫酸
2. 水とヘリウム
3. ドライアイスと水素
4. ダイヤモンドと硫黄
5. メタンと銀

問2　純物質の組み合わせとして，最も適切なものを選べ。

　　　　　　　　　　　　　　　　　　　　　　　　　　　　　［解答番号　2 ］

1. 食塩水と酸素
2. ホルマリンとエタノール
3. 氷と塩酸
4. 花こう岩と石油
5. 鉄と塩化ナトリウム

問3　同族元素ではない組み合わせとして，最も適切なものを選べ。

　　　　　　　　　　　　　　　　　　　　　　　　　　　　　［解答番号　3 ］

1. ヘリウムとネオン
2. ホウ素とアルミニウム
3. カリウムとカルシウム
4. 酸素と硫黄
5. リチウムとナトリウム

問4　質量数が23で，原子番号が11のナトリウム原子が$Na^+$になったときの電子の数として，最も適切なものを選べ。

　　　　　　　　　　　　　　　　　　　　　　　　　　　　　［解答番号　4 ］

1. 8　　2. 9　　3. 10　　4. 11　　5. 12
6. 21　　7. 22　　8. 23　　9. 32　　0. 34

問5　分子が直線形であるものを1つ選べ。

　　　　　　　　　　　　　　　　　　　　　　　　　　　　　［解答番号　5 ］

1. $CO_2$　　2. $H_2O$　　3. $CH_4$
4. $NH_3$　　5. $C_3H_8$

問6　フェーリング液を還元する二糖で，加水分解によってグルコースのみが得られる
　　　ものを1つ選べ。

　　　　　　　　　　　　　　　　　　　　　　　　　　　［解答番号　6　］

　　1.　グリコーゲン　　　2.　スクロース　　　3.　ラクトース
　　4.　フルクトース　　　5.　マルトース　　　6.　セルロース

問7　多糖で，かつヨウ素溶液で呈色しないものを1つ選べ。

　　　　　　　　　　　　　　　　　　　　　　　　　　　［解答番号　7　］

　　1.　グリコーゲン　　　2.　スクロース　　　3.　ラクトース
　　4.　フルクトース　　　5.　マルトース　　　6.　セルロース

第　二　問　　次の問1〜4に答えよ。ただし，原子量はH＝1.0，O＝16，S＝32と
し，気体1molの体積は標準状態で22.4Lとする。

[解答番号 8 〜 16 ]

問1　質量パーセント濃度40%の硫酸を水で希釈して，1.2 mol/Lの硫酸水溶液を
500 mL調製したい。このとき必要な40%硫酸の体積〔mL〕として，最も近い
数値を選べ。ただし，40%硫酸の密度は1.3 g/cm³とする。

[解答番号 8 ]

1.　45　　　　2.　87　　　　3.　113　　　　4.　135　　　　5.　147
6.　171　　　7.　195　　　8.　213　　　　9.　237　　　　0.　251

問2　標準状態において，ある気体6.7Lの質量は13.8gであった。この気体の分子量
として，最も近い数値を選べ。

[解答番号 9 ]

1.　16　　　　2.　25　　　　3.　38　　　　4.　46　　　　5.　56
6.　63　　　　7.　74　　　　8.　85　　　　9.　93　　　　0.　105

問3　白金を触媒として，アンモニアと酸素を反応させると，一酸化窒素と水が生成す
る。次の反応式の係数【ア】〜【エ】として，正しい数字を選べ。ただし，同じ
数字を何度選択してもかまわない。

【ア】：[解答番号 10 ]
【イ】：[解答番号 11 ]
【ウ】：[解答番号 12 ]
【エ】：[解答番号 13 ]

【ア】$NH_3$　＋　【イ】$O_2$　⟶　【ウ】$NO$　＋　【エ】$H_2O$

1.　1　　　　2.　2　　　　3.　3　　　　4.　4　　　　5.　5
6.　6　　　　7.　7　　　　8.　8　　　　9.　9　　　　0.　10

問4　硫酸で酸性にした過マンガン酸カリウムの水溶液は，強い酸化作用を示す。次の
電子を含むイオン反応式の係数【オ】〜【キ】として，正しい数字を選べ。ただ
し，同じ数字を何度選択してもかまわない。

【オ】：[解答番号 14 ]
【カ】：[解答番号 15 ]
【キ】：[解答番号 16 ]

$MnO_4^-$　＋　【オ】$H^+$　＋　【カ】$e^-$　⟶　$Mn^{2+}$　＋　【キ】$H_2O$

1.　1　　　　2.　2　　　　3.　3　　　　4.　4　　　　5.　5
6.　6　　　　7.　7　　　　8.　8　　　　9.　9　　　　0.　10

第 三 問　　次の文章【ア】～【オ】の下線部の現象を表す語句として，最も適切な
ものをそれぞれ選べ。ただし，同じ語句を何度選択してもかまわない。

[解答番号 17 ～ 21 ]

【ア】　乾いたガラスコップに冷たい飲み物を入れたとき，コップの表面に水滴がついた。

【イ】　−20°C の冷凍庫内に保存していた氷が，小さくなっていた。

【ウ】　冷蔵庫に活性炭を入れると，庫内の臭いが消えた。

【エ】　セッケン水に油を入れて振り混ぜると，油は微粒子となって水中に分散した。

【オ】　天然ゴムを空気中に放置しておくと，しだいにゴム弾性を失った。

【ア】：[解答番号 17 ]
【イ】：[解答番号 18 ]
【ウ】：[解答番号 19 ]
【エ】：[解答番号 20 ]
【オ】：[解答番号 21 ]

1．塩析　　　2．吸着　　　3．凝固　　　4．凝縮　　　5．酸化
6．昇華　　　7．蒸発　　　8．潮解　　　9．乳化　　　0．融解

第 四 問　　次の問 1〜3 に答えよ。ただし，エタン（気），水（液），二酸化炭素（気）の生成熱は，それぞれ 84.0 kJ/mol，286 kJ/mol，394 kJ/mol とし，エチレン（気）の燃焼熱は 1412 kJ/mol とする。また，燃焼の際に生成する水は液体とする。

[解答番号　22 ～ 24 ]

問 1　エチレン（気）の生成熱〔kJ/mol〕として，最も近い数値を選べ。

[解答番号　22 ]

1.　−446　　2.　−334　　3.　−124　　4.　−52.0　　5.　−24.0
6.　24.0　　7.　52.0　　8.　124　　9.　334　　0.　446

問 2　エチレン（気）と水素（気）から，エタン（気）1 mol を生成する反応の反応熱〔kJ〕として，最も近い数値を選べ。

[解答番号　23 ]

1.　32.0　　2.　40.0　　3.　76.0　　4.　108　　5.　124
6.　136　　7.　145　　8.　208　　9.　250　　0.　394

問 3　エタン（気）の燃焼熱〔kJ/mol〕として，最も近い数値を選べ。

[解答番号　24 ]

1.　680　　2.　880　　3.　990　　4.　1170　　5.　1280
6.　1560　　7.　1650　　8.　1850　　9.　1960　　0.　2240

第 五 問　次の文章 a ～ c を読み，問 1 ～ 4 に答えよ。ただし，原子量は H＝1.0，C＝12，N＝14，O＝16，F＝19，S＝32，Cl＝35.5 とし，空気の組成は $N_2 : O_2 = 4 : 1$ とする。

〔解答番号 $\boxed{25}$ ～ $\boxed{32}$ 〕

a.　気体 A は，刺激臭のある無色の気体で，湿った赤色リトマス紙を青変させる。塩化水素に触れると白煙を生じる。

b.　気体 B は，腐卵臭のある無色の有毒な気体で，強い還元性があり，水に溶けて弱酸性を示す。

c.　気体 C は，無色無臭の可燃性の気体で，硫酸水銀 (II) などを触媒として水を付加させると，アセトアルデヒドに変わる。

問 1　気体 A ～ C として，最も適切なものをそれぞれ選べ。

気体 A：〔解答番号 $\boxed{25}$ 〕
気体 B：〔解答番号 $\boxed{26}$ 〕
気体 C：〔解答番号 $\boxed{27}$ 〕

1.　塩素　　　　2.　フッ化水素　　3.　アンモニア　　4.　一酸化炭素
5.　二酸化炭素　6.　アセチレン　　7.　一酸化窒素　　8.　二酸化窒素
9.　硫化水素　　0.　二酸化硫黄

問 2　気体 A ～ C の製法として，最も適切なものをそれぞれ選べ。

気体 A：〔解答番号 $\boxed{28}$ 〕
気体 B：〔解答番号 $\boxed{29}$ 〕
気体 C：〔解答番号 $\boxed{30}$ 〕

1.　石灰石に希塩酸を加える。
2.　硫化鉄 (II) に希硫酸を加える。
3.　銅片に濃硝酸を加える。
4.　酸化マンガン (IV) に濃塩酸を加えて加熱する。
5.　銅片に希硝酸を加える。
6.　ギ酸に濃硫酸を加えて加熱する。
7.　炭化カルシウムに水を加える。
8.　銅片に濃硫酸を加えて加熱する。
9.　塩化アンモニウムと水酸化カルシウムの混合物を加熱する。
0.　ホタル石に濃硫酸を加えて加熱する。

問3　気体A〜Cのうち，空気より軽いものの組み合わせとして，最も適切なものを選べ。

[解答番号　31　]

1．Aのみ　　　2．Bのみ　　　3．Cのみ　　　4．AとB
5．AとC　　　6．BとC　　　7．AとBとC

問4　気体Aの乾燥剤として，最も適切なものを選べ。

[解答番号　32　]

1．濃硫酸　　　　2．十酸化四リン　　　3．塩化カルシウム
4．シリカゲル　　　5．ソーダ石灰

第 六 問　　　次の文章を読み，問1〜5に答えよ。

[解答番号 33 〜 37 ]

　化合物 A，B，C および D の分子式はいずれも $C_4H_{10}O$ である。それぞれの化合物について，以下の実験を行った。

【実験1】
　化合物 A 〜 D に，硫酸酸性条件下，十分な量のニクロム酸カリウム水溶液を加えて加熱すると，化合物 A からはケトン E が生じ，化合物 B からはカルボン酸が生じた。化合物 C および D は，反応しなかった。

【実験2】
　次に，化合物 C および D に対し，濃硫酸を加えそれぞれ加熱すると，化合物 C は反応しなかったが，化合物 D は反応して気体 F を生じた。

問1　　分子式 $C_4H_{10}O$ をもつ化合物には，可能な異性体がいくつあるか。ただし，一対の鏡像異性体（光学異性体）は1つと数える。

[解答番号 33 ]

　　　1.　4　　　　2.　5　　　　3.　6　　　　4.　7　　　　5.　8
　　　6.　9　　　　7.　10　　　8.　11　　　9.　12　　　0.　13 以上

問2　　化合物 A 〜 D の中で不斉炭素原子をもつものを1つ選べ。

[解答番号 34 ]

　　　1.　A　　　　2.　B　　　　3.　C　　　　4.　D　　　　5.　該当なし

問3　　【実験1】において，化合物 A とニクロム酸カリウム水溶液との反応から生じたケトン E の構造式として，最も適切なものを選べ。

[解答番号 35 ]

　　　1　　　　　　2　　　　　　3　　　　　　4　　　　　　5

問4　【実験2】において，化合物Dと濃硫酸との反応から生じた気体Fの構造式として，最も適切なものを選べ。

［解答番号　36　］

問5　次の文中の【ア】と【イ】にあてはまるものの組合せとして，最も適切なものを選べ。

化合物A～Dのうち，化合物【ア】は，ほかの3つの化合物よりも沸点が低い。この主な理由は，ほかの3つの化合物には【イ】がはたらいているためである。

［解答番号　37　］

| | 【ア】 | 【イ】 |
|---|---|---|
| 1 | A | ファンデルワールス力 |
| 2 | A | 水素結合 |
| 3 | B | ファンデルワールス力 |
| 4 | B | 水素結合 |
| 5 | C | ファンデルワールス力 |
| 6 | C | 水素結合 |
| 7 | D | ファンデルワールス力 |
| 8 | D | 水素結合 |

# 英　語

## 解答　2年度

## Ⅰ

〔解答〕
1.4　2.1　3.1　4.2
5.3　6.1　7.3　8.1

〔出題者が求めたポイント〕
1．stay in shape「健康を保つ」。
2．currently は現在のことなので、受動態の現在進行形が正解。
3．do more harm than good「有害無益だ」。
4．on duty「当直、勤務中」。
5．take great pains to V「～するのにとても苦労する」。
6．the average life expectancy「平均寿命」。
7．on good terms with「～と仲がよい」。
8．out of the blue「突然」。

〔問題文訳〕
1．私は健康を保つために朝早く起きて、毎朝仕事の前にジョギングをする。
2．新薬の安全性と有効性は現在試験中である。
3．喫煙が有害無益であることはよく知られている。
4．溺れている人を見たので、私はその日当直のライフガードに助けを求めた。
5．ミランダは5人の子供をきちんと育てるのにとても苦労した。
6．日本の平均寿命は84.2歳で、多くの沖縄の人は100歳以上だ。
7．アンバーとジェームズは本当にとても仲がよい。
8．突然のことだったので、私はその発表を聞いてとてもショックを受けた。

## Ⅱ

〔解答〕
1.2　2.2　3.4　4.4

〔出題者が求めたポイント〕
1．wear out = fatigue「疲れさせる」。ここでは受動態。
2．file = hand in「提出する」。
3．fool = take in「だます」。ここでは受動態。
4．under the weather = unwell「具合が悪い」。

〔問題文訳〕
1．非常に並外れた激務の後、工場の労働者たちはすっかり疲れきっていた。
2．ジョシュアは第一志望の学校への入学申請を提出したところだ。
3．先日助けた小さな子どもたちが語る話に、我々はまんまとだまされた。
4．彼はちょっと具合が悪そうなので、静かにして、そっとしておきなさい。

## Ⅲ

〔解答〕
1.3　2.4　3.3

〔出題者が求めたポイント〕
1．why to discuss → why we should discuss または the reason to discuss
2．considerable → considerably
3．which → to which

〔問題文訳〕
1．何をすればよいのか、この問題をどう扱えばよいのかがわかってきたので、私はなぜこの問題をこれ以上議論すべきなのか分からない。
2．デンマークで行われた研究によると、女性の生産性に与える月経の影響はかなり過小評価されている。
3．何らかの変化がもたらされると、通常は体が適応しようとする反応が起こる。

## Ⅳ

〔解答〕
1.2　2.4　3.2

〔出題者が求めたポイント〕
選択肢訳
1．1．さあね。私の知ったことではありません。
　　2．とても元気よ、ありがとう。
　　3．お会いできてよかったです。
　　4．会議室に行くところです。
2．1．とても気に入ったから。
　　2．ええと、本当に気に入った？
　　3．全部なくなってしまったから。
　　4．ええと、まだほとんど残っているわ。
3．1．申し訳ありませんが、来週の金曜日は都合がつきません。
　　2．申し訳ありませんが、先約があります。
　　3．またの機会によろしくお願いします。
　　4．後日に延期していただけるとありがたいのですが。

〔全訳〕
1．A：やあ、エミリー！　調子はどう？
　　B：とても元気よ、ありがとう。あなたは元気？
　　A：悪くはないよ、でも、あんまりかな。
2．A：ママ、私の誕生日パーティーのために作ってくれた料理はどれもとてもおいしかったわ！
　　B：ありがとう。でも、あなたの友だちはチョコレートケーキを好まなかったみたいね。
　　A：なぜそんなことを言うの？
　　B：ええと、まだほとんど残っているわ。
3．A：次のプロジェクトについて打ち合わせをしませんか？
　　B：いつですか。金曜日の午前11時はいかがです

か？

A：申し訳ありませんが、先約があります。代わりに木曜日はいかがですか。午後2時以降ならいつでも空いています。

## Ⅴ

〔解答〕

(A) ア 3 イ 4 ウ 3
(B) エ 4 オ 3 カ 1

〔出題者が求めたポイント〕

(A)

ア sensational「センセーショナルな」。sensible「分別のある」。sensitive「敏感な」。sensory「感覚の」。
イ proactive「先を見越した」。promotive「促進する」。prospective「有望な」。protective「保護的な」。
ウ counter「反論する」。foster「養育する」。nourish「栄養を与える」。repress「抑圧する」。

(B)

エ along with「〜に加えて」。
オ calculate「計算する」。motivate「動機づける」。regulate「調節する」。situate「置く」。
カ to date「現在まで」。

〔全訳〕

(A)

　冬の発疹は、季節ごとに天候の変わる地域に住んでいる人にとってやっかいなものだ。皮膚が敏感な人は、寒い冬の時期に乾いた痒みのある発疹ができやすくなる。天然オイルを肌になじませることで、肌のうるおいが保たれ、保護作用が高まる。例えば、アボカドオイルは、肌に栄養を与える健康的な脂肪のおかげで、ダメージを治すのに優れている。冬の発疹を予防するために、化学物質、アルコール、香料を含む製品を避けることも推奨される。

(B)

　タンポポが最も健康的な植物のひとつであることを知っている人は多くない。この黄色い花をつける植物は、「綿毛」と呼ばれる種の頭を持ち、根から葉、花まで食べられ、栄養価も高い。2014年に発表された研究では、タンポポはケールとブロッコリーを含む、地球上で最も栄養価の高い食品41種類のうち、16番目にランクされた。タンポポには、鉄分、カルシウム、マグネシウム、カリウムに加え、ビタミンK、A、Cが豊富に含まれている。また、ビタミンE、葉酸、少量のビタミンBが含まれている。タンポポの根のコーヒーはカフェインを含まないので妊婦に人気がある。タンポポには抗酸化剤が含まれており、コレステロールや炎症を抑え、血糖値を調節し、血圧を下げ、消化を助け、免疫系の働きを高めることが多くの研究で示されている。しかし、現在まで、タンポポ・サプリメントの安全な用量に関するデータはあまりない。さらに、タンポポが、蕁麻疹、呼吸困難、顔、唇、舌、のどの腫れなどのアレルギー反応を引き起こす人もいる。

## Ⅵ

〔解答〕

1. 1　　2. 2　　3. 1

〔出題者が求めたポイント〕

1. Additionally「加えて」。Nonetheless「それにもかかわらず」。Preferably「望ましくは」。Regardless「関係なく」。
2. 設問訳「WHOが行っていないことを記述しているのは次のどれか？」

選択肢訳

1. ガイドを更新し、新しい病気に関する情報を提供した。
2. 1日2時間、画面の前に座っていることを異常行動と認識した。
3. 公式に認められた疾病の登録に、ビデオゲーム中毒を追加した。
4. ビデオゲーム中毒の症状には、ゲームの開始や終了に対するコントロールの喪失が含まれると述べた。

3. 設問訳「本文によれば、次のどれが正しいか？」

選択肢訳

1. 英国では、あるゲームが2018年に200組以上のカップルが離婚する原因となった。
2. ビデオゲーム中毒の患者全員が、療法だけでなく何らかの薬を必要としている。
3. 成人とティーンエイジャーが座っていた推定時間は、2016年に1日約9時間へと増加した。
4. 1年中ビデオゲームをやり続ける人は、ゲーム中毒と診断されるべきだ。

〔全訳〕

　最近、研究者たちは、テレビやスマートフォンなどの画面の前で過ごす時間が、健康全般にとって重大なリスクになり得ることを示唆している。2019年の4月に発表された調査結果によると、2001年から2016年の間に5万人以上のアメリカの子供、ティーンエイジャー、大人が調査に参加し、2/3近くの子供とティーンエイジャーが、少なくとも1日2時間はテレビやビデオを見ていた。さらに、成人とティーンエイジャーについては、画面の前に座って過ごす時間の合計が、2007年から2016年にかけて約1時間増加した。多くの研究者は、無活動状態が糖尿病やガンなどの疾患、あるいは不安や抑うつなどの精神疾患の一因となる可能性があるということで意見が一致している。加えて、最近、画面の前での時間過多に関連する新たな病気が特定された。ビデオゲーム中毒だ。

　2019年5月、世界保健機関（WHO）は、ビデオゲーム中毒を他の精神衛生上の問題と同列に分類し、公式に疾病のひとつとして分類した。WHOの最新の公式診断ガイドによると、単にビデオゲームに時間をかけすぎるだけでは疾病とは認められない。重度の異常なゲーム行動が12ヵ月以上続いた場合に疾病と診断される。症状には、ゲームに対するコントロール（つまり、ゲームの開

始、頻度、期間、終了および背景のコントロール）を喪失すること、他の生活上の関心や日常活動よりもゲームを優先すること、そして、仕事、学校、家庭生活などの社会的関係に明らかな悪影響があるにもかかわらずゲーム習慣の継続または拡大すること、などがある。

　厚生労働省は、中学生や高校生の7人に1人がビデオゲーム中毒になると推定している。英国では、2018年に200件以上の離婚が、ある人気のオンラインゲームへの執着によるものであった。かたやインドでは、政府が別の人気のゲームを禁止した後、2人の若者が自殺した。

　ビデオゲーム中毒は行動変容療法で治療される。グループ療法もまた有効だ。特にゲーム中毒のために家族や友人との連絡が途絶えた人にとっては。抑うつ、不安、または他の精神疾患が併存していると診断された患者には、抗うつ薬または抗不安薬による治療が必要な場合もある。画面を見ている時間が長すぎる人たちが、より健康的な生活を送るための第一歩は、自分がいかに活動的でないかを自覚することだ。『フィットネスゲーム』としても知られているいくつかのアプリやアクティブなビデオゲームは、こうした人々がもっと動き回ることを促すのに役立つだろう。健康の専門家によれば、屋外で活動することは、深刻なビデオゲーム中毒を予防する上で不可欠であり、日光にさらされることは有益だという。

# Ⅶ
〔解答〕
1. 3　　2. 2　　3. 4
〔出題者が求めたポイント〕
1. appreciate「高く評価する」。deteriorate「悪化させる」。eliminate「除去する」。initiate「開始する」。
2. one and a half million = 1,500,000
3. 設問訳「本文によれば、次のどれが正しいか？」
選択肢訳
1. 風疹に感染することや、予防接種を受けたことがあれば、抗体検査を受けることを考慮する必要はない。
2. 2018年に約2,000人の米国市民が風疹ウイルスに感染したと報告されている。
3. 日本政府は30年以上風疹の予防接種政策を変えていない。
4. 妊婦が風疹に感染すると、その子供に重大な欠陥が生まれる可能性がある。
〔全訳〕
　風疹は、風疹ウイルスによって引き起こされる感染力の強い感染症だ。感染者が呼吸、せき、くしゃみをすると、ごく容易に拡散することがある。以前にこの病気に感染したことがある人は、通常、再度の感染を懸念する必要はない。残念なことに、そうした人でも風疹ウイルスに対する抗体が十分にないことがある。風疹はまた、免疫系の抗体産生を助けるワクチンを接種することによって予防できることも知られている。しかし、日本では成人男性の間で感染が広がっており、政府は現在、2020

年の東京オリンピック・パラリンピックまでにこの感染を排除するため、効果的対策を講じつつある。

　米国疾病管理予防センター（CDC）は2018年10月末、風疹の発生を受け、日本への渡航勧告を2番目に高いレベルに引き上げたと発表した。妊娠初期に感染すると胎児への影響が大きいため、風疹抗体検査を受けずに渡航してはならないと警告したのだ。感染した母親から生まれた乳児には、心臓の異常、聴覚の問題、低出生体重、精神遅滞などがみられる。国立感染症研究所によれば、2018年の最初の10ヵ月間に日本で1,100件以上の症例が報告されており、毎年約150万人の米国市民が日本を訪れることを考えると、この警告は極めて重大であると考えられた。

　2019年7月10日現在、日本では1,900人以上の風疹症例が報告されている。2018年に報告された風疹症例の総数は2,919例であった。この流行の主な理由は、30歳以上の日本人男性の多くが風疹の予防接種を義務づけられていなかったことである。1977年の8月から1995年の3月まで、風疹の定期接種を受ける機会があったのは女子だけだった。この流行に対処するため、厚生労働大臣は、39歳から56歳までの男性は風疹抗体検査を受けることができ、無料で予防接種を受けることができると12月中旬に発表した。以前に感染した人は結果を無視する傾向があるが、検査に合格しなかった人は、この病気の予防接種を受けるよう強く推奨されている。

# 数 学

## 解答　　　　　　2年度

**❶**

〔解答〕

(1) 

| 1) | 2) |
|----|----|
| 9  | 2  |

(2) 

| 3) | 4) | 5) | 6) |
|----|----|----|----|
| 2  | 1  | 3  | 4  |

〔出題者が求めたポイント〕

(1) 相加平均と相乗平均を用いて分数式の最小値を求める問題。

(2) 放物線が $x$ 軸から切り取る線分の長さに関する問題。

〔解答のプロセス〕

(1) 与式を展開すると

$$\left(\frac{a}{2}+\frac{3}{b}\right)\left(\frac{4}{a}+\frac{b}{6}\right)=\frac{ab}{12}+\frac{12}{ab}+\frac{5}{2}$$

ここで，$a>0$, $b>0$ より，相加平均と相乗平均の不等式から

$$\frac{ab}{12}+\frac{12}{ab}\geqq 2\sqrt{\frac{ab}{12}\cdot\frac{12}{ab}}=2$$

等号は $\dfrac{ab}{12}=\dfrac{12}{ab}$ のとき，つまり $ab=12$ を満たすときに成り立つ。

$$\therefore \ (与式)=\frac{ab}{12}+\frac{12}{ab}+\frac{5}{2}\geqq\frac{9}{2}$$

よって，$ab=12$ を満たす $a$, $b$ のとき，与式の最小値は $\dfrac{9}{2}$

(2) 放物線 $y=-x^2+4kx+4k$ が $x$ 軸から切り取る線分の長さは方程式 $-x^2+4kx+4k=0$ の異なる実数解の差である。$x^2-4kx-4k=0\cdots$① が異なる2つの実数解をもつとき

　　(判別式) $=(-2k)^2+4k=4k(k+1)>0$

つまり，$k<-1$, $0<k$

$k$ がこの範囲にあるとき，①の実数解を $\alpha$, $\beta$ $(\alpha<\beta)$ とおく。解と係数の関係から

　　$\alpha+\beta=4k$, $\alpha\beta=-4k$

であり，$x$ 軸から切り取る線分の長さは $\beta-\alpha$ であるから

$$(\beta-\alpha)^2=(\alpha+\beta)^2-4\alpha\beta$$
$$=(4k)^2+16k=3^2$$

つまり　$16k^2+16k-9=0$

$$k=\frac{-2\pm\sqrt{13}}{4}$$

これはともに $k<-1$, $0<k$ を満たすので，求める $k$ の値は

$$k=\frac{-2\pm\sqrt{13}}{4}$$

**❷**

〔解答〕

(1) 

| 7) | 8) | 9) | 10) | 11) |
|----|----|----|-----|-----|
| 4  | 1  | 2  | 1   | 6   |

(2) 

| 12) | 13) | 14) | 15) | 16) |
|-----|-----|-----|-----|-----|
| 3   | 0   | 1   | 2   | 2   |

〔出題者が求めたポイント〕

(1) 2人がさいころを投げたときに，一方が同じ目を出す確率の計算。和事象の考え方を利用する。

(2) 正二十面体の辺，頂点，面の数。オイラーの多面体定理を用いる。知識問題である。

〔解答のプロセス〕

(1) Aが3つのさいころを投げたとき，すべての目が同じになる事象を $A$，Bが2つのさいころを投げたとき，すべての目が同じになる事象を $B$ とする。また，事象 $X$ が起こる確率を $P(X)$ と表す。

このとき，確率 $P(A)$, $P(B)$ は

$$P(A)=\frac{6}{6^3}=\frac{1}{36},\quad P(B)=\frac{6}{6^2}=\frac{1}{6}$$

また，Aの3つのさいころがすべて同じ目で，かつBの2つのさいころがすべて同じ目である確率は

$$P(A\cap B)=\frac{6}{6^3}\cdot\frac{6}{6^2}=\frac{1}{216}$$

よって，A，Bのさいころのうち少なくとも一方の目がすべて同じになる確率は

$$P(A\cup B)=P(A)+P(B)-P(A\cap B)$$
$$=\frac{1}{36}+\frac{1}{6}-\frac{1}{216}=\frac{41}{216}$$

(2) 正 $n$ 面体の辺の数 $e$，頂点の数 $v$，面の数 $f$ は次の表の通りである。

| $n$ | 4 | 6 | 8 | 12 | 20 |
|-----|---|---|---|----|----|
| 辺の数($e$) | 6 | 12 | 12 | 30 | 30 |
| 頂点の数($v$) | 4 | 8 | 6 | 20 | 12 |
| 面の数($f$) | 4 | 6 | 8 | 12 | 20 |

よって，正二十面体の

　　辺の数 $e=30$，頂点の数 $f=12$

であり，面の数 $v=20$ なので

　　$v-e+f=20-30+12=2$

**❸**

〔解答〕

(1) 

| 17) |
|-----|
| 5   |

(2) 

| 18) | 19) |
|-----|-----|
| 1   | 3   |

(3) 

| 20) | 21) | 22) | 23) | 24) | 25) |
|-----|-----|-----|-----|-----|-----|
| 1   | 8   | 1   | 4   | 2   | 7   |

〔出題者が求めたポイント〕

(1) 底が異なる指数の大小比較。

(2) 三角関数の最大・最小。

(3) 定積分で表された関数の極値。

〔解答のプロセス〕

(1) $a=\sqrt{2}$, $b=\sqrt[3]{3}$, $c=\sqrt[6]{6}$ とおく。これらはすべての正の実数より，6乗しても大小は変わらない。ここで，$a^6$, $b^6$, $c^6$ を求めると

$$a^6=8,\quad b^6=9,\quad c^6=6$$

より，この3つの数の大小は $c^6<a^6<b^6$

よって $c<a<b$ ∴ $\sqrt[6]{6}<\sqrt{2}<\sqrt[3]{3}$

これを満たす選択肢は5。

(2) $\cos x+\sin y=k$ とおく。

$$\begin{cases}\sin x+\cos y=1 & \cdots① \\ \cos x+\sin y=k & \cdots②\end{cases}$$

について，①，②の両辺を2乗して足すと

$$(\sin x+\cos y)^2+(\cos x+\sin y)^2$$
$$=2+2(\sin x\cos y+\cos x\sin y)$$
$$=2+2\sin(x+y)=1+k^2$$

つまり，$k^2=2\sin(x+y)+1$

ここで，$0\leqq x<\dfrac{\pi}{2}$, $0\leqq y<\dfrac{\pi}{2}$ であり，$x$, $y$ は①を満たす独立な2変数より

$0\leqq x+y<\pi$ ∴ $0\leqq\sin(x+y)\leqq 1$

よって，$k$ のとりうる値の範囲は，$k>0$ より

$1\leqq k^2\leqq 3$ ∴ $1\leqq k\leqq\sqrt{3}$

より，$\cos x+\sin y$ は $x+y=0$ のとき最小値1，

$x+y=\dfrac{\pi}{2}$ のとき最大値 $\sqrt{3}$

(3) $f(x)=\displaystyle\int_0^x(3t^2+8t-3)dt$ を計算すると

$$f(x)=\int_0^x(3t^2+8t-3)dx$$
$$=\Big[t^3+4t^2-3t\Big]_0^x$$
$$=x^3+4x^2-3x$$

$x$ で微分して

$$f'(x)=3x^2+8x-3=(3x-1)(x+3)$$

より，$f'(x)=0$ を満たす $x=-3$, $\dfrac{1}{3}$

$f(x)$増減は次の通り。

| $x$ | $\cdots$ | $-3$ | $\cdots$ | $\dfrac{1}{3}$ | $\cdots$ |
|---|---|---|---|---|---|
| $f'(x)$ | $+$ | $0$ | $-$ | $0$ | $+$ |
| $f(x)$ | ↗ | | ↘ | | ↗ |

よって，$y=f(x)$の極大値は $x=-3$ のとき

$$f(-3)=-27+36+9=18$$

極小値は $x=\dfrac{1}{3}$ のとき

$$f\Big(\dfrac{1}{3}\Big)=\dfrac{1}{27}+\dfrac{4}{9}-1=-\dfrac{14}{27}$$

## 4

〔解答〕

(1)

| 26) | 27) | 28) | 29) |
|---|---|---|---|
| 3 | 7 | 0 | 4 |

(2)

| 30) | 31) | 32) |
|---|---|---|
| 3 | 7 | 2 |

〔出題者が求めたポイント〕

(1) 等差数列の和の計算。

(2) ベクトルの大きさの最小値。

〔解答のプロセス〕

(1) 数列$\{a_n\}$の初項 $a$，公差 $d$ とおく。このとき，

$a_5=89$, $a_{10}=184$ から

$$a_5=a+4d=89$$
$$a_{10}=a+9d=184$$

これを解いて $a=13$, $d=19$

つまり，一般項は $a_n=13+19(n-1)=19n-6$

このとき，$\displaystyle\sum_{k=5}^{20}a_k$ は

$$\sum_{k=5}^{20}a_k=\sum_{k=5}^{20}(19k-6)$$
$$=\frac{1}{2}(89+374)\cdot 16$$
$$=463\cdot 8=3704$$

(2) $|\vec{a}-\vec{b}|=6$ より，両辺を2乗して

$$|\vec{a}-\vec{b}|^2=|\vec{a}|^2-2\vec{a}\cdot\vec{b}+|\vec{b}|^2$$
$$=41-2\vec{a}\cdot\vec{b}=36$$

$$\vec{a}\cdot\vec{b}=\frac{5}{2}$$

ここで，$|\vec{a}-t\vec{b}|^2$ は

$$|\vec{a}-t\vec{b}|^2=|\vec{a}|^2-2t\vec{a}\cdot\vec{b}+t^2|\vec{b}|^2$$
$$=25t^2-5t+16$$
$$=25\Big(t-\frac{1}{10}\Big)^2+\frac{63}{4}$$

よって，$|\vec{a}-t\vec{b}|>0$ なので，$|\vec{a}-t\vec{b}|$ の最小値は

$t=\dfrac{1}{10}$ のとき，最小値 $\dfrac{3\sqrt{7}}{2}$

# 化　学

## 解答　2年度

### 第一問

〔解答〕

| | |
|---|---|
| 1 | 4 |
| 2 | 5 |
| 3 | 3 |
| 4 | 3 |
| 5 | 1 |
| 6 | 5 |
| 7 | 6 |

〔出題者が求めたポイント〕

単体・化合物・混合物，周期表，イオンの電子の数，分子の形，糖の性質

〔解答のプロセス〕

1　何種類かの物質が混ざっている物質を混合物といい，ほかの物質が混ざっていない物質を純物質という。純物質のうち，1種類の元素から構成されている物質を単体，2種類以上の元素からできている物質を化合物という。

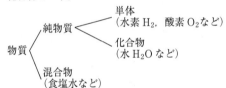

2　溶液は，溶媒と溶質の混合物であることに注意する。

3　同族元素とは，周期表で同じ縦の列に属する元素のことである。1は18族(希ガス(貴ガス))，2は13族，4は16族，5は1族(アルカリ金属)である。3のカリウムは1族で，カルシウムは2族である。

4　原子番号は陽子の数と等しいので陽子の数は11。また，Na原子の電子の数は陽子の数と等しく11である。$Na^+$になると，電子が1個減り，全体の電荷が＋となるので，$Na^+$の電子の数は10。

5　1は直線形，2は折れ線形，3は正四面体形，4は三角すい形，5のプロパンの分子の形は次のようになり，Hを除くと折れ線形といえる。

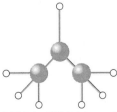

6　還元生を示さない糖はスクロースやグリコーゲン，デンプン，セルロースといった多糖類なので，フェーリング液を還元する糖はこれ以外の糖を選ぶ。構成単糖は，1はグルコース，2はグルコース＋フル

クトース，3はガラクトース＋グルコース，4は単糖類，5はグルコース＋グルコース，6はグルコースである。

7　グリコーゲンとセルロースが多糖類にあたる。セルロースはらせん構造にはならず，直線的な構造をしているため，デンプンやグリコーゲンのようにヨウ素を取り込む部分がない。そのため，ヨウ素デンプン反応は示さない。

### 第二問

〔解答〕

| | |
|---|---|
| 8 | 3 |
| 9 | 4 |

| 10 | 4 | 11 | 5 | 12 | 4 | 13 | 6 |
|---|---|---|---|---|---|---|---|
| 14 | 8 | 15 | 5 | 16 | 4 | | |

〔出題者が求めたポイント〕

濃度，密度と物質量，化学反応式・$e^-$を含むイオン反応式の作り方

〔解答のプロセス〕

8　必要な40％硫酸の体積を$x$[mL]とおく。1.2mol/Lの硫酸水溶液500mL中の溶質の硫酸の質量は，モル質量が98g/molなので，

$$1.2 \times \frac{500}{1000} \times 98 = 58.8\,g$$

$1L = 1000\,cm^3 = 1000\,mL$であるので，$x$[mL]の硫酸水溶液の質量は，$1.3x$[g]，
質量パーセント濃度が40％の溶質の硫酸の質量は，

$$1.3x \times \frac{40}{100} = 0.52x$$

以上より，

$$0.52x = 58.8$$
$$x = 113.1\,mL$$

9　1mol(標準状態で22.4L)のモル質量を$x$[g/mol]とおくと，

$$6.7L : 13.8\,g = 22.4L : x$$
$$x = 46.1\,g/mol$$

モル質量から単位を除いたものが分子量になる。

10～13
硝酸の工業的製法であるオストワルト法の反応の一部である。

$$4NH_3 + 5O_2 \longrightarrow 4NO + 6H_2O$$

14～16
酸性条件下での過マンガン酸イオンは酸化剤としてはたらくと$Mn^{2+}$となる。

$$MnO_4^- \longrightarrow Mn^{2+}$$

Oの不足を$H_2O$で，Hの不足を$H^+$で補うと，

$$MnO_4^- + 8H^+ \longrightarrow Mn^{2+} + 4H_2O$$

左辺と右辺の電荷をあわせるため，$e^-$で調整すると，$e^-$を含むイオン反応式は次のようになる。

$$MnO_4^- + 8H^+ + 5e^- \longrightarrow Mn^{2+} + 4H_2O$$

## 第三問
〔解答〕

| 17 | 4 |
|----|---|
| 18 | 6 |
| 19 | 2 |
| 20 | 9 |
| 21 | 5 |

〔出題者が求めたポイント〕

身のまわりの化学現象

〔解答のプロセス〕

17 ～ 21

【ア】空気中の水蒸気が水になってコップの表面に付着するため起こる。よって，気体が液体になる状態変化(凝縮)を選ぶ。

【イ】冷凍庫の中は水蒸気がないので，乾燥している。そのため，氷が直接水蒸気となって，湿度を高めようと作用する。よって，固体が直接，気体になる状態変化(昇華)を選ぶ。

【ウ】活性炭を置くことで，臭いがとれたのは，臭い分子が活性炭の表面に吸着したからである。

【エ】セッケンが油汚れに触れると，セッケンの疎水基の部分が油汚れと引き合う。油汚れは，やがてセッケンのミセルの内部に取り込まれて，微粒子となって水中に分散する。このような作用をセッケンの乳化作用という。

【オ】ゴム分子中の二重結合の部分が空気中の酸素によって酸化されてしまうためゴム弾性を失う。この現象をゴムの老化という。

## 第四問
〔解答〕

| 22 | 4 |
|----|---|
| 23 | 6 |
| 24 | 6 |

〔出題者が求めたポイント〕

熱化学方程式

〔解答のプロセス〕

22　エチレンを完全燃焼させたときの熱化学方程式は次のようになる。
$$C_2H_4(気) + 3O_2(気) \longrightarrow 2CO_2(気)$$
$$+ 2H_2O(液) + 1412\,kJ$$
反応熱と生成熱の間には，次のような関係がある。
反応熱 $Q$ = 生成物の生成熱の総和 − 反応物の生成熱の総和
この公式に上記の熱化学方程式の値をあてはめる。エチレン(気)の生成熱を $x$〔kJ/mol〕とおくと，単体の生成熱は 0 kJ/mol なので，
$$Q = (394 \times 2 + 286 \times 2) - (x \times 1 + 0) = 1412\,kJ$$
$$x = -52.0\,kJ/mol$$

23　求める反応熱を $Q$〔kJ〕として，熱化学方程式をあらわすと次のようになる。
$$C_2H_4(気) + H_2(気) \longrightarrow C_2H_6(気) + Q\,kJ$$
この熱化学方程式の値を 22 と同様の公式にあてはめると，
$$Q = (84.0 \times 1) - (-52.0 \times 1 + 0) = 136\,kJ$$

24　エタンの燃焼熱を $Q$〔kJ/mol〕として，エタンの完全燃焼の熱化学方程式をあらわすと次のようになる。
$$C_2H_6(気) + \frac{7}{2}O_2(気)$$
$$\longrightarrow 2CO_2(気) + 3H_2O(液) + Q\,kJ$$
この熱化学方程式の値を 22 と同様の公式にあてはめると，
$$Q = (394 \times 2 + 286 \times 3) - (84.0 \times 1 + 0)$$
$$Q = 1562\,kJ$$

## 第五問
〔解答〕

| 25 | 3 | 26 | 9 | 27 | 6 |
|----|---|----|---|----|---|
| 28 | 9 | 29 | 2 | 30 | 7 |
| 31 | 5 |    |   |    |   |
| 32 | 5 |    |   |    |   |

〔出題者が求めたポイント〕

気体の製法，空気の平均分子量，乾燥剤

〔解答のプロセス〕

25 ～ 27

a　塩化水素とアンモニアが反応すると，塩化アンモニウムの白煙を生じる。塩化水素やアンモニアの検出に用いられる。
$$HCl + NH_3 \longrightarrow NH_4Cl$$

b　硫化水素は火山ガスや温泉水などに含まれる無色で腐卵臭のある有毒な気体である。水に溶けると弱酸性を示す。硫化水素の S は最低酸化数であり，−2 をとる。つまり，硫化水素は酸化することしかできないため，強い還元性を示す。

c
$$CH \equiv CH + H_2O \xrightarrow{HgSO_4} \left( \begin{array}{c} H \\ C = C \\ H \end{array} \begin{array}{c} OH \\ \\ H \end{array} \right)$$
ビニルアルコール(不安定)
$$\longrightarrow CH_3-\overset{O}{\overset{\|}{C}}-H$$
アセトアルデヒド

28 ～ 30

それぞれの化学反応式は次のようになる。
1. $CaCO_3 + 2HCl \longrightarrow CaCl_2 + CO_2 + H_2O$
2. $FeS + H_2SO_4 \longrightarrow FeSO_4 + H_2S$
3. $Cu + 4HNO_3 \longrightarrow Cu(NO_3)_2 + 2H_2O + 2NO_2$
4. $4HCl + MnO_2 \longrightarrow MnCl_2 + 2H_2O + Cl_2$
5. $3Cu + 8HNO_3 \longrightarrow 3Cu(NO_3)_2 + 4H_2O + 2NO$
6. $HCOOH \longrightarrow H_2O + CO$
7. $CaC_2 + 2H_2O \longrightarrow CH \equiv CH + Ca(OH)_2$

8．$Cu + 2H_2SO_4 \longrightarrow CuSO_4 + 2H_2O + SO_2$

9．$2NH_4Cl + Ca(OH)_2 \longrightarrow CaCl_2 + 2H_2O + 2NH_3$

10．$CaF_2 + H_2SO_4 \longrightarrow 2HF + CaSO_4$

$\boxed{31}$　空気の平均分子量は $28 \times \dfrac{4}{5} + 32 \times \dfrac{1}{5} = 28.8$

なので，分子量がこれよりも小さい気体を選べばよい。
Aの分子量は17，Bの分子量は34，Cの分子量26。

$\boxed{32}$　酸性乾燥剤は塩基性の気体，塩基性乾燥剤は酸性の気体に使用することはできない。塩化カルシウムは中性乾燥剤であるが，アンモニアと反応するので，アンモニアの乾燥剤には適さない。シリカゲルは両性酸化物であるため，アンモニアの乾燥剤には適さない。

## 第六問

〔解答〕

| | |
|---|---|
| $\boxed{33}$ | 4 |
| $\boxed{34}$ | 1 |
| $\boxed{35}$ | 2 |
| $\boxed{36}$ | 8 |
| $\boxed{37}$ | 6 |

〔出題者が求めたポイント〕

異性体，アルコールの酸化・脱水反応，エーテルの沸点

〔解答のプロセス〕

$\boxed{33}$　$C_4H_{10}O$ の異性体には次の構造が存在する(不斉炭素原子には＊をつけた)。

$$CH_3\text{-}CH_2\text{-}CH_2\text{-}\underset{\underset{OH}{|}}{CH_2} \qquad CH_3\text{-}CH_2\text{-}\underset{\underset{OH}{|}}{{}^*CH}\text{-}CH_3$$

$$\underset{\underset{OH}{|}}{CH_3\text{-}\overset{\overset{CH_3}{|}}{CH}\text{-}CH_2} \qquad \underset{\underset{OH}{|}}{CH_3\text{-}\overset{\overset{CH_3}{|}}{C}\text{-}CH_3}$$

$$CH_3\text{-}CH_2\text{-}O\text{-}CH_2\text{-}CH_3 \qquad CH_3\text{-}O\text{-}CH_2\text{-}CH_2\text{-}CH_3$$

$$CH_3\text{-}O\text{-}\overset{\overset{CH_3}{|}}{CH}\text{-}CH_3$$

$\boxed{34}$　【実験1】より，化合物Aは第二級アルコール，化合物Bは第一級アルコール化合物C，Dはエーテルまたは第三級アルコール。
【実験2】より化合物Dは脱水反応を起こしているので，アルコール，化合物Cはエーテルであることがわかる。
以上より，化合物Aは第二級アルコール，化合物Bは第一級アルコール，化合物Cはエーテル，化合物Dは第三級アルコールであることがわかる。$\boxed{33}$ より不斉炭素原子をもつ化合物は第二級アルコールなので，化合物Aが該当する。

$\boxed{35}$　第二級アルコールの酸化では–OH のH と–OH のついたC に結合したH がとれることで酸化反応が起こる。

$$CH_3\text{-}CH_2\text{-}\underset{\underset{OH}{|}}{CH}\text{-}CH_3 \longrightarrow CH_3\text{-}CH_2\text{-}\overset{\overset{O}{\|}}{C}\text{-}CH_3$$

$\boxed{36}$　脱水反応で気体が発生するので，$160℃ \sim 170$ ℃で加熱をすることで，分子内脱水を行なっている。

$$\underset{\underset{OH}{|}}{CH_3\text{-}\overset{\overset{CH_3}{|}}{C}\text{-}CH_3} \xrightarrow[160 \sim 170℃]{濃硫酸} \underset{H}{\overset{H}{}}C\text{=}C\underset{CH_3}{\overset{CH_3}{}}$$

平成31年度

問 題 と 解 答

# 英　語

## 問題

（40分）

31年度

Ⅰ．次の各英文の（　　　）に入る語句として最も適切なものを，それぞれ1から4の中から1つ選び，その番号をマークしなさい。　【 解答番号　| 1 | ～ | 8 | 】

1. It is no (　　　) a person of her ability is so successful in that field.
   1. doubt
   2. natural
   3. wonder
   4. worth
   | 1 |

2. The problem I have run (　　　) is finding time for regular exercise in my busy life.
   1. after
   2. around
   3. for
   4. into
   | 2 |

3. Deborah, (　　　) is usual with her, turned down her colleagues' offer to help her with the new project.
   1. as
   2. it
   3. what
   4. who
   | 3 |

4. They broke (　　　) their conversation when they heard somebody knocking on the door.
   1. apart
   2. down
   3. off
   4. up
   | 4 |

5. The student made a (　　　) effort to acquire a full-tuition scholarship.
   1. persistence
   2. persistency
   3. persistent
   4. persisting
   | 5 |

6. The university has recently allocated funds to renovate the existing laboratories and build (　　　) science building.
   1. another
   2. one another
   3. other
   4. the other
   | 6 |

7. Not everyone is here yet, but it's already two o'clock, so we should get (　　　).
   1. start
   2. started
   3. starting
   4. to start
   | 7 |

8. I often recommend this room to honeymooners as it (　　　) a beautiful night view out over the city.
   1. affords
   2. brings
   3. donates
   4. leaves
   | 8 |

Ⅱ．次の各英文の下線部の文脈における意味として最も近いものを，それぞれ1から4の中から1つ選び，その番号をマークしなさい。　【 解答番号　9　～　12　】

1.　This product comes with a two-year warranty if you purchase it this week.
　　1.　agreement　　　　　　　2.　contract
　　3.　declaration　　　　　　　4.　guarantee
　　　　　　　　　　　　　　　　　　　　9

2.　He was arrested on suspicion of having revealed confidential information.
　　1.　classified　　　　　　　2.　crucial
　　3.　influential　　　　　　　4.　precise
　　　　　　　　　　　　　　　　　　　　10

3.　Despite its continuing problem of regional economic disparity, the country has survived as a nation.
　　1.　difference　　　　　　　2.　harmony
　　3.　individuality　　　　　　4.　similarity
　　　　　　　　　　　　　　　　　　　　11

4.　The executive board has decided to accept the new president's proposal without reservation.
　　1.　confidence　　　　　　　2.　engagement
　　3.　hesitancy　　　　　　　4.　territory
　　　　　　　　　　　　　　　　　　　　12

Ⅲ．次の各英文で間違っている箇所を，それぞれ1から4の中から1つ選び，その番号をマークしなさい。　【 解答番号　13　～　15　】

1.　At the meeting, Prof. Johnson and Prof. Goldman presented the solutions for the
　　1　　　　　　　　　　　　　　　　　　　2
　　problem, and Prof. Johnson's idea was far more realistic than Prof. Goldman.
　　　　　　　　　　　　　　　　　　3　　　　　　　　　　4
　　　　　　　　　　　　　　　　　　　　13

2.　The new students specializing in economics are planning to visit the city, which
　　　　　　　　　　　1　　　　　　　　　　　　　　　　　　　　　　　2
　　is well-known for being as traditional banking center.
　　　　　　　　　　3　　　4
　　　　　　　　　　　　　　　　　　　　14

3.  The committee <u>is consisted</u> <u>mainly of</u> senior officials, <u>including</u> the vice-president,
                     1             2                    3

    who is also <u>in charge</u> of admissions.
             4

    | 15 |
    |---|

IV. 次の A と B の会話が一番自然な流れとなるように, (　　　) の中に入る語句として最も適切なものを, それぞれ 1 から 4 の中から 1 つ選び, その番号をマークしなさい。

【 解答番号 | 16 | ～ | 18 | 】

1.  A:  Good morning, Alice.　You look pale.　Are you ready for the next class?
    B:  Well, not really.　It seems like I'm losing my voice.
    A:  (　　　　)
    　1.  I took some medicine for it this morning.
    　2.  Good for you.　Why don't you go see a doctor?
    　3.  Should I give your presentation for you?
    　4.  Oh, no.　Maybe I should go home early today.

    | 16 |
    |---|

2.  A:  Hello, Ben?　It's me, Dan.　Can I talk to you now?
    B:  I'm sorry, I have to go to a meeting right now.　(　　　　)
    A:  Don't worry.　I'll email you later.
    　1.  Could you return my call afterwards?
    　2.  Let me call you back in two hours.
    　3.  I'll get a return call to you as soon as possible.
    　4.  Would you mind calling you later?

    | 17 |
    |---|

3.  A:  How come Linda is in a good mood today?
    B:  I don't know, but (　　　　)　She can't keep things to herself.
    A:  You have a point.　Here she comes!
    　1.  we will find out sooner or later.
    　2.  no sooner we know than she talks to us.
    　3.  I'm sure that we'll catch up to her later on.
    　4.  we'll eventually know that way.

    | 18 |
    |---|

V．次の各英文の空欄に入る語句として最も適切なものを，それぞれ１から４の中から１つ選び，その番号をマークしなさい。　【 解答番号　19　～　24　】

(A)　The widespread （　ア　） to provide medication to women who are expecting a baby comes from a lack of data on treating illnesses with drugs during pregnancy. There is not much data just because pregnant women have been generally （　イ　） from clinical trials*, controlled tests of a new drug or a new invasive medical device* on humans. （　ウ　）, an agency of the U. S. Department of Health and Human Services* released a guideline on when and how pregnant women can participate in clinical trials for drugs and therapies in April 2018.　It covers considerations such as how pregnancy affects the drug absorption, as well as appropriate data collection and safety monitoring.

clinical trials*　臨床試験　　　invasive medical device*　侵襲性の医療機器
U. S. Department of Health and Human Services*　アメリカ合衆国保健福祉省

| ア | 1. attention | 2. importance | 3. intention | 4. reluctance | 19 |
| イ | 1. comprised | 2. excluded | 3. expelled | 4. implicated | 20 |
| ウ | 1. Additionally | 2. Expectedly | 3. However | 4. Moreover | 21 |

(B)　Dirty air is one of the most serious national issues in industrialized countries. According to a recent study, breathing in contaminated air now ranks fourth highest among the causes of death in the world. （　エ　） age or sex, a lot of people are suffering from chronic illness, including asthma* and heart disease.　When people breathe in the really tiny pollutant particles, which scientists call particulates*, they （　オ　） deep into the lungs.　After that, the blood delivers the particulates, which can trigger inflammation*, to the whole body.　The problem is that inflammation in the brain may destroy sensitive cells* and （　カ　） to memory difficulties.

asthma*　喘息　　　particulates*　微粒子　　　inflammation*　炎症
sensitive cells*　感受性細胞

| エ | 1. Along with | 2. Except for | 3. In response of | 4. Regardless of | 22 |
| オ | 1. commute | 2. fill | 3. intake | 4. penetrate | 23 |
| カ | 1. contribute | 2. occur | 3. stimulate | 4. tempt | 24 |

7

VI. 次の英文を読み，３つの設問に対して最も適切な答えをそれぞれ１から４の中から１つ選び，その番号をマークしなさい。　【 解答番号　25　～　27　】

　　Throughout the world, tobacco kills more than seven million people every year, according to a report by the World Health Organization*.　Of these, more than six million die from direct tobacco use, while approximately 890,000 are non-smokers who have been exposed to second-hand smoke.　What is most troubling about tobacco is that even people who do not smoke can suffer from serious cardiovascular* and respiratory* diseases.　Second-hand smoke can lead to sudden death of infants and low birth rates for pregnant women.

　　Green Tobacco Sickness (GTS) is another problem for children who do not smoke but work in tobacco plantations.　GTS is a form of acute* nicotine poisoning that is caused by nicotine absorbed through the skin from wet tobacco leaves when harvested by hand.　The amount of nicotine absorbed per day is equivalent to about forty cigarettes.　In some countries, many children from low income households labor on tobacco farms.　Symptoms of GTS include nausea*, vomiting*, abdominal* pain, headaches, dizziness, rapid heart rate, difficulty in breathing, and confusion.　One non-profit organization is urging governments and tobacco companies to take urgent steps to deal with these problems.

　　France is traditionally a country whose citizens love cigarettes, and is informally known as "Europe's chimney."　The French government has tried to restrict smoking since 1976, and in recent years it has become especially serious about implementing a smoking ban.　In 2010, tobacco companies were required to display pictorial* health warnings along with text on packages.　Furthermore, the government decided to increase the average price of a pack to ten euros by the end of 2020, in the expectation that higher pricing would reduce cigarette consumption.　The national tobacco-free month campaign also encourages smokers to stop the bad habit by (　　　　) the cost of nicotine patches, which facilitates the quitting process.

　　Consequently, according to a new study by the French Department of Public Health, one million people quit smoking from 2016 to 2017.　26.9 percent of adults smoked daily in 2017, while 29.4 percent lit up in the previous year.　This sharp drop in the number had not been seen in a decade.　At the same time, however, the report showed that 73,000 have their lives taken by tobacco-related diseases every year.  Tobacco control policies will continue to be a major concern for the French government.

World Health Organization*　世界保健機関　　　cardiovascular*　心臓血管の

respiratory*　呼吸器の　　　acute*　急性の　　　nausea*　吐き気　　　vomiting*　嘔吐

abdominal*　腹部の　　　pictorial*　絵入りの

1.　Which of the following would be the most appropriate word to put into the blank in the third paragraph?
　　1. calculating
　　2. charging
　　3. estimating
　　4. reimbursing

　　　　　　　　　　　　　　　　　　　　　　　　　　　　　　　| 25 |

2.　Which of the following is NOT stated about the French government's efforts?
　　1. The government has been trying to regulate the tobacco consumption for over forty years.
　　2. A national campaign encourages smokers to have sweets instead of smoking.
　　3. The government conducted a study showing a reduction in smoking rate.
　　4. Cigarette packages must have some pictures that indicate the danger of smoking.

　　　　　　　　　　　　　　　　　　　　　　　　　　　　　　　| 26 |

3.　According to the passage, which of the following is true?
　　1. Over fifteen percent of people who are killed by tobacco around the world are non-smokers.
　　2. Handling wet tobacco leaves all day long has an effect similar to smoking forty cigarettes.
　　3. French smokers will have to pay about ten euros more for a package of tobacco in 2020 than now.
　　4. For ten years, France has seen a decline in daily smoking by one million each year.

　　　　　　　　　　　　　　　　　　　　　　　　　　　　　　　| 27 |

Ⅶ. 次の英文を読み，３つの設問に対して最も適切な答えをそれぞれ１から４の中から１つ選び，その番号をマークしなさい。　【 解答番号　28　～　30　】

From January to April 2018, an outbreak of a food-borne illness occurred in Australia.　There were twenty reported cases including one probable case.　All twenty individuals were hospitalized after eating melon contaminated with deadly bacteria called listeria; subsequently, seven of them lost their lives.　　ア　　The cases first came to the attention of Australian health officials in February, and contaminated melons were recalled from the market at the end of the month.

The World Health Organization (WHO) stated that the melons were exported to Bahrain, Hong Kong, Japan, Kuwait, Malaysia, Oman, Qatar, Singapore, and the United Arab Emirates.　It is assumed that there is little danger of bacteria remaining in the melons because they should have been washed off during the export process.　　イ　　However, there is a long incubation period* of up to seventy days and the WHO is calling for vigilance as infection may occur in the future.

Listeria is commonly found in soil and water, but we can avoid infection by carefully cooking raw food from animal sources, thoroughly washing fruits and vegetables, and keeping uncooked foods separately from ready-to-eat ones.　It rarely causes serious illness in people who accidentally consume foods that contain it. However, it can pose a threat to pregnant women and their newborns, elderly people, and those with weakened immune systems*.　The underlying medical conditions of people with weakened immune systems can be cancer, diabetes*, liver disease, kidney disease, or AIDS.　　ウ　　People who are taking steroids and undergoing chemotherapy* also have a higher risk of having a listeria infection.

It starts with influenza-like symptoms such as chills, fever, muscle pain, and nausea.　Some people also get headaches.　A blood test is done to determine whether or not the person has a listeria infection.　It is often the most effective way, but samples of urine* may also be tested.　The treatment of listeria infection varies, depending on how severe the signs and symptoms are.　　エ　　Most people can clear the infection without any treatment, but people with risk factors need to be treated quickly with antibiotics*.

incubation period* 潜伏期間　　immune systems* 免疫系　　diabetes* 糖尿病
chemotherapy* 化学療法　　urine* 尿　　antibiotics* 抗生物質

1.　Which of the following would be the closest in meaning to the underlined word in
　the second paragraph?
　　1.　assumption
　　2.　caution
　　3.　confusion
　　4.　intention

28

2.　Which position is most appropriate to insert the following sentence into?

> It is said that pregnant women are approximately ten times more likely to be
> infected with listeria.

　　1.　ア
　　2.　イ
　　3.　ウ
　　4.　エ

29

3.　Which of the following is NOT stated in the passage?
　　1.　Approximately one-third of the patients who suffered from or were suspected of
　　having listeria infection died in Australia in early 2018.
　　2.　If you don't have any health problems, you don't need to worry about being
　　infected by listeria.
　　3.　People with impaired immune systems are prone to listeria infection, so they
　　require special treatment.
　　4.　A blood test is not the only way to know that the person is affected by infection
　　with listeria.

30

# 数 学

## 問題
(40分)

31年度

**第一問** 次の間に答えよ。

(1) 等式 $\dfrac{2p}{\sqrt{2}-1} + \dfrac{3q}{\sqrt{2}} = 1$ を満たす有理数 $p,\ q$ の値は $p = \dfrac{\boxed{1)}}{\boxed{2)}}$,

$q = -\dfrac{\boxed{3)}}{\boxed{4)}}$ である。

(2) 方程式 $|2x-3| - |3x+1| = 1$ の解は $x = -\boxed{5)}$ または $x = \dfrac{\boxed{6)}}{\boxed{7)}}$ である。

第二問　次の問に答えよ。

(1) 6 個の数字 1, 1, 1, 2, 2, 3 を並べてできる 6 桁の整数を考える。このような 6 桁の整数の個数は $\boxed{\phantom{8)}}\ \boxed{\phantom{9)}}$ 個である。そのうち，最高位の数字が 1 である整数の個数は $\boxed{\phantom{10)}\ \phantom{11)}}$ 個であり，最高位の数字が 2 である整数の個数は $\boxed{\phantom{12)}\ \phantom{13)}}$ 個である。

(2) 整数 $x, y$ が方程式 $(x+y)(x^2 - xy + y^2) = 35$, $x > y$ を満たすとき，$x = \boxed{\phantom{14)}}$，$y = \boxed{\phantom{15)}}$ である。

**第三問**　次の問に答えよ。

(1) $a \neq 1$, $a > 0$ を満たす定数 $a$ について，等式 $a^x = 8$, $a^y = 27$ が成り立つとき，
$\log_{12} 432$ を $x$, $y$ を用いて表すと，$\log_{12} 432 = \dfrac{\boxed{16)}\, x + \boxed{17)}\, y}{\boxed{18)}\, x + y}$ である。

(2) 関数 $f(x) = x^3 - x^2 - x + 1$ について，$x$ の値が $-1$ から $0$ まで変化するときの平均変化率と，微分係数 $f'(a)$ $(-1 < a < 0)$ が等しいとき，

$a$ の値は $\dfrac{\boxed{19)} - \sqrt{\boxed{20)}}}{\boxed{21)}}$ である。

(3) 定積分 $\displaystyle\int_{-1}^{1} \left( |x^2 - x| + \dfrac{1}{3} \right) dx$ の値は $\dfrac{\boxed{22)}}{\boxed{23)}}$ である。

**第四問**　次の問に答えよ。

(1) 300 以上 500 未満の自然数のうち，5 で割ると 3 余る数を小さいものから順に並べた数列の項数は $\boxed{24)}\boxed{25)}$ であり，第 27 項の値は $\boxed{26)}\boxed{27)}\boxed{28)}$ である。

(2) $a, b$ を定数として，3 点 A$(a, b, 0)$，B$(2, 2, 2)$，C$(6, 0, 6)$ が一直線上にあるとき，$a = \boxed{29)}$ ，$b = \boxed{30)}$ であり，$\overrightarrow{\mathrm{AC}} = \boxed{31)}\ \overrightarrow{\mathrm{AB}}$ である。

# 化　学

## 問題

### (40分)

31年度

第　一　問　　次の問1〜3に答えよ。　　　　　　　　[解答番号　1 〜 3 ]

問1　次のうち，最外殻電子の数がカルシウム原子と同じで，価電子をもたない原子
　　　を1つ選べ。　　　　　　　　　　　　　　　　　　　　[解答番号　1 ]

1．He　　　2．Be　　　3．B　　　4．Ne　　　5．Na
6．Mg　　　7．Al　　　8．S　　　9．Cl　　　0．Ar

問2　次のうち，不対電子を1つもつ原子を2つ選び，解答番号　2　に2つマーク
　　　せよ。　　　　　　　　　　　　　　　　　　　　　　[解答番号　2 ]

1．He　　　2．Be　　　3．C　　　4．Ne　　　5．Na
6．Mg　　　7．Si　　　8．S　　　9．Cl　　　0．Ar

問3　次のうち，共有結合のみからなる分子を1つ選べ。　　　[解答番号　3 ]

1．HCl　　　　　　2．$NH_4Cl$　　　　　3．NaCl
4．$MgCl_2$　　　　5．KCl　　　　　　　6．$CaCl_2$
7．CsCl

第　二　問　　　次の文章を読み，問 1 〜 3 に答えよ。　　　［解答番号 4 〜 6 ］

　　オキシドールは過酸化水素（$H_2O_2$）を含む水溶液であり，創傷などの消毒に使用される医薬品である。オキシドール中の過酸化水素の濃度は，酸化還元滴定によって求めることができる。

問 1　硫酸で酸性にした過酸化水素水と過マンガン酸カリウム（$KMnO_4$）水溶液の化学反応は次式のように表される。下線【ア】〜【ウ】の原子の酸化数の組合せとして，正しいものを選べ。　　　［解答番号 4 ］

$$5H_2O_2 + 2KMnO_4 + 3H_2SO_4 \longrightarrow 5O_2 + 2MnSO_4 + K_2SO_4 + 8H_2O$$
【ア】　　【イ】　　　　　　　　　　　　　　　【ウ】

|   | 【ア】 | 【イ】 | 【ウ】 |
|---|---|---|---|
| 1 | −2 | +3 | +2 |
| 2 | −2 | +3 | +4 |
| 3 | −1 | +3 | +2 |
| 4 | −1 | +3 | +4 |
| 5 | −2 | +7 | +2 |
| 6 | −2 | +7 | +4 |
| 7 | −1 | +7 | +2 |
| 8 | −1 | +7 | +4 |

問2　次の文章の【 エ 】～【 カ 】にあてはまる語句の組合せとして，正しいものを選べ。　　　　　　　　　　　　　　　　　　　　［解答番号　5　］

　　硫酸で酸性にした過マンガン酸カリウム水溶液に過酸化水素水を加えると，溶液が【 エ 】から無色となる。一般に，原子が電子を【 オ 】変化を酸化という。そのため，このときの過酸化水素は【 カ 】剤としてはたらく。

|   | 【 エ 】 | 【 オ 】 | 【 カ 】 |
|---|---|---|---|
| 1 | 緑色 | 失う | 酸化 |
| 2 | 赤紫色 | 失う | 酸化 |
| 3 | 緑色 | 失う | 還元 |
| 4 | 赤紫色 | 失う | 還元 |
| 5 | 緑色 | 受け取る | 酸化 |
| 6 | 赤紫色 | 受け取る | 酸化 |
| 7 | 緑色 | 受け取る | 還元 |
| 8 | 赤紫色 | 受け取る | 還元 |

問3　濃度不明のオキシドールを 10.0 mL はかり取り，濃度が正確に分かっている 0.0200 mol/L の過マンガン酸カリウム水溶液を用いて，硫酸酸性条件下で滴定した。このとき，過不足なく反応した過マンガン酸カリウム水溶液の滴下量は，6.00 mL であった。このオキシドールに含まれている過酸化水素のモル濃度〔mol/L〕として，最も近い値を選べ。ただし，この反応では過マンガン酸カリウムとオキシドール中の過酸化水素のみが反応するものとする。

　　　　　　　　　　　　　　　　　　　　　　　　　　　　　［解答番号　6　］

1.　$1.00 \times 10^{-2}$　　　　2.　$2.00 \times 10^{-2}$　　　　3.　$3.00 \times 10^{-2}$

4.　$6.00 \times 10^{-2}$　　　　5.　$9.00 \times 10^{-2}$　　　　6.　$1.00 \times 10^{-1}$

7.　$2.00 \times 10^{-1}$　　　　8.　$3.00 \times 10^{-1}$　　　　9.　$6.00 \times 10^{-1}$

第 三 問　　次の問1および2に答えよ。　　　　　　　　〔解答番号 7 ～ 12 〕

問1　　次の文章を読み，【 ア 】～【 エ 】にあてはまる最も適切な語句をそれぞれ
　　　　選べ。ただし，下図は水の状態図の特徴を強調して示している。圧力や温度の
　　　　目盛りの間隔は正確ではない。

【 ア 】：〔解答番号 7 〕
【 イ 】：〔解答番号 8 〕
【 ウ 】：〔解答番号 9 〕
【 エ 】：〔解答番号 10 〕

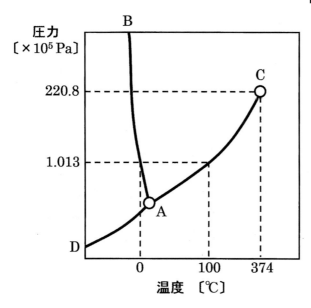

　　　図の曲線 AB，AC，AD はそれぞれ【 ア 】，【 イ 】，【 ウ 】とよばれ，これ
らの曲線上では両側の状態が共存する。また，A では，3 種の状態が共存する特
殊な平衡状態をとる。温度 374℃，圧力 220.8×10$^5$ Pa を超えると，水は気体と
も液体とも区別がつかない【 エ 】となる。

　　1．昇華(圧) 曲線　　2．励起状態　　　3．冷却曲線　　　4．溶解度曲線

　　5．超臨界流体　　　6．三重点　　　　7．融解曲線　　　　8．臨界点

　　9．蒸気圧曲線　　　0．ミセル

問2　次の文章を読み，【 オ 】および【 カ 】にあてはまる数値として，最も近い値をそれぞれ選べ。ただし，原子量は H＝1.0，C＝12，O＝16，Na＝23，S＝32 とし，水溶液中で硫酸ナトリウム（$Na_2SO_4$）は完全に電離するものとする。

【 オ 】：〔解答番号　11　〕
【 カ 】：〔解答番号　12　〕

　　水 100 g にショ糖（$C_{12}H_{22}O_{11}$）17.1 g を溶かすと，$1.013 \times 10^5$ Pa における沸点が 0.26 K 上昇した。同様の条件で，水 500 g に硫酸ナトリウム 28.4 g を溶かしたときの沸点上昇度〔K〕は，【 オ 】となる。また，水 100 g にグリセリン（$C_3H_8O_3$）1.84 g を溶かしたときの沸点上昇度〔K〕は，【 カ 】となる。

| | | | | | | | | | |
|---|---|---|---|---|---|---|---|---|---|
| 1. | 0.10 | 2. | 0.25 | 3. | 0.34 | 4. | 0.43 | 5. | 0.54 |
| 6. | 0.62 | 7. | 0.74 | 8. | 0.81 | 9. | 0.93 | 0. | 1.04 |

第 四 問　　次の文章を読み，問1〜3に答えよ。　　〔解答番号 13 〜 15 〕

　一定温度で水素とヨウ素を容器に入れて放置すると，次の化学反応が起こり平衡状態となる。

　ただし，反応に関わる物質はすべて気体であるとする。

$$H_2 + I_2 \rightleftharpoons 2HI$$

問1　ある一定温度で，水素 5.0 mol，ヨウ素 5.0 mol を 10 L の密閉容器に入れると，ヨウ化水素 8.0 mol を生じ，平衡状態となった。この温度における平衡定数として，最も近い値を選べ。　　〔解答番号 13 〕

|   |   |   |   |   |   |   |   |   |   |
|---|---|---|---|---|---|---|---|---|---|
| 1. | 32 | 2. | 40 | 3. | 48 | 4. | 56 | 5. | 64 |
| 0. | 72 | 7. | 80 | 8. | 84 | 9. | 90 | 0. | 96 |

問2　2.0 L の密閉容器に，ヨウ化水素 3.0 mol を入れて，問1と同じ温度に保ち，平衡に達したときに生じる水素の量〔mol〕として，最も近い値を選べ。

〔解答番号 14 〕

|   |   |   |   |   |   |   |   |   |   |
|---|---|---|---|---|---|---|---|---|---|
| 1. | 0.10 | 2. | 0.20 | 3. | 0.30 | 4. | 0.40 | 5. | 0.50 |
| 6. | 0.60 | 7. | 0.90 | 8. | 1.2 | 9. | 1.5 | 0. | 1.8 |

問3　ある一定温度で，25 L の密閉容器に水素 2.0 mol，ヨウ素 2.0 mol を入れて平衡状態に達したとき，平衡定数が 36 であった。ヨウ化水素の生成量〔mol〕として，最も近い値を選べ。　　〔解答番号 15 〕

|   |   |   |   |   |   |   |   |   |   |
|---|---|---|---|---|---|---|---|---|---|
| 1. | 0.10 | 2. | 0.20 | 3. | 0.50 | 4. | 1.2 | 5. | 1.5 |
| 6. | 2.0 | 7. | 3.0 | 8. | 3.5 | 9. | 4.5 | 0. | 6.0 |

第　五　問　　　次の文章を読み，問１および２に答えよ。〔解答番号　16　～　18　〕

　オゾンは酸素の同素体であり，【　ア　】，【　イ　】の有毒な気体である。大気の上層で，太陽からの強い【　ウ　】によって酸素からオゾンはつくられる。こうしてできたオゾン層は，太陽からの有害な【　ウ　】の大部分を吸収している。オゾンは強い【　エ　】作用を示し，殺菌や繊維の漂白などに使われている。オゾンの簡易的な検出に，ヨウ化カリウムデンプン紙が用いられる。

問１　　　【　ア　】～【　エ　】にあてはまる語句の組合せとして，正しいものを選べ。

〔解答番号　16　〕

|   | 【 ア 】 | 【 イ 】 | 【 ウ 】 | 【 エ 】 |
|---|---|---|---|---|
| 1 | 無色 | 特異臭 | 赤外線 | 還元 |
| 2 | 無色 | 無臭 | 紫外線 | 還元 |
| 3 | 淡青色 | 特異臭 | 紫外線 | 還元 |
| 4 | 緑色 | 無臭 | 赤外線 | 還元 |
| 5 | 淡青色 | 特異臭 | 赤外線 | 還元 |
| 6 | 淡青色 | 特異臭 | 紫外線 | 酸化 |
| 7 | 緑色 | 無臭 | 紫外線 | 酸化 |
| 8 | 淡青色 | 特異臭 | 赤外線 | 酸化 |
| 9 | 無色 | 無臭 | 紫外線 | 酸化 |
| 0 | 緑色 | 無臭 | 赤外線 | 酸化 |

問２　　　下線部は，以下の化学反応を利用したものである。化学反応式中の【　オ　】および【　カ　】にあてはまる化学式に対応する物質名をそれぞれ選べ。

【 オ 】：〔解答番号　17　〕
【 カ 】：〔解答番号　18　〕

$$2KI + O_3 + 【 オ 】 \longrightarrow I_2 + 2【 カ 】 + O_2$$

1．デンプン　　　2．過ヨウ素酸カリウム　　　3．水酸化カリウム

4．水　　　　　　5．水酸化ナトリウム　　　　6．炭酸カリウム

7．ヨウ化水素　　8．アンモニア

第 六 問 　　次の文章を読み，問 1 ～ 3 に答えよ。　　[解答番号 $\boxed{19}$ ～ $\boxed{21}$ ]

　　C，H，O のみからなる化合物 50 mg について，元素分析装置で完全燃焼させたところ，水 61.7 mg，二酸化炭素 124.7 mg が生成した。また，この化合物の分子量は 88 と測定された。ただし，原子量は H＝1.0，C＝12，O＝16 とする。

問 1 　　この化合物の分子式 $C_xH_yO_z$ の $y$ の値として，最も適当なものを選べ。

[解答番号 $\boxed{19}$ ]

| | | |
|---|---|---|
| 1. 7 | 2. 8 | 3. 9 |
| 4. 10 | 5. 11 | 6. 12 |
| 7. 13 | 8. 14 | 9. 15 |

問 2 　　この化合物の分子式で考えられる構造異性体のうち，エーテルの数として正しいものを選べ。

[解答番号 $\boxed{20}$ ]

| | | |
|---|---|---|
| 1. 1 | 2. 2 | 3. 3 |
| 4. 4 | 5. 5 | 6. 6 |
| 7. 7 | 8. 8 | 9. 9 |

問 3 　　この化合物の分子式で考えられる構造異性体のうち，アルコールの数として正しいものを選べ。

[解答番号 $\boxed{21}$ ]

| | | |
|---|---|---|
| 1. 1 | 2. 2 | 3. 3 |
| 4. 4 | 5. 5 | 6. 6 |
| 7. 7 | 8. 8 | 9. 9 |

第 七 問　　次の問1～4に答えよ。　　　　　　　　　　［解答番号 22 ～ 25 ］

問1　炭素原子と水素原子のみから構成される高分子化合物を2つ選び，解答番号
　　　 22 に2つマークせよ。　　　　　　　　　　　　　　　　　　　［解答番号 22 ］

1. ポリイソプレン　　2. ポリ塩化ビニル　　3. ポリスチレン
4. ビニロン　　　　　5. ポリエチレンテレフタラート　6. ナイロン6
7. フェノール樹脂　　8. メラミン樹脂　　　　9. シリコーン樹脂


問2　分子内にケイ素原子を含む高分子化合物を1つ選べ。　　　［解答番号 23 ］

1. ポリイソプレン　　2. ポリ塩化ビニル　　3. ポリスチレン
4. ビニロン　　　　　5. ポリエチレンテレフタラート　6. ナイロン6
7. フェノール樹脂　　8. メラミン樹脂　　　　9. シリコーン樹脂


問3　アミド結合をもち，開環重合で得られる高分子化合物を1つ選べ。
　　　　　　　　　　　　　　　　　　　　　　　　　　　　　　　　［解答番号 24 ］

1. ポリイソプレン　　2. ポリ塩化ビニル　　3. ポリスチレン
4. ビニロン　　　　　5. ポリエチレンテレフタラート　6. ナイロン6
7. フェノール樹脂　　8. メラミン樹脂　　　　9. シリコーン樹脂


問4　レゾールを加熱することで得られる高分子化合物を1つ選べ。
　　　　　　　　　　　　　　　　　　　　　　　　　　　　　　　　［解答番号 25 ］

1. ポリイソプレン　　2. ポリ塩化ビニル　　3. ポリスチレン
4. ビニロン　　　　　5. ポリエチレンテレフタラート　6. ナイロン6
7. フェノール樹脂　　8. メラミン樹脂　　　　9. シリコーン樹脂

# 英　語

## 解答　31年度

## Ⅰ
〔解答〕
1．3　2．4　3．1　4．3
5．3　6．1　7．2　8．1

〔出題者が求めたポイント〕
1．It is no wonder 〜「〜は不思議ではない」。
2．The problem と I の間には関係代名詞の省略がある。run into 〜「〜に遭遇する」。
3．as is usual with 〜「〜にはよくあることだが」。as は主節全体を受ける疑似関係代名詞。
4．break apart 〜「〜をバラバラにする」。「break down 〜「〜を破壊する」。break off 〜「〜を中断する」。break up 〜「〜を壊す」。
5．effort を修飾する形容詞 persistent が正解。
6．「もう一つの」の意味で science building を修飾する another が正解。
7．get started で「始める」。
8．afford a beautiful view で「美しい眺めが得られる」。

〔問題文訳〕
1．彼女ほど能力のある人が、その分野で大いに成功するのは不思議ではない。
2．私が遭遇した問題は、忙しい生活の中で規則正しく運動する時間を見つけることだ。
3．彼女にはよくあることだが、デボラは新しいプロジェクトを手伝おうという同僚の申し出を断った。
4．彼らは、誰かがドアをノックするのを聞いて会話を中断した。
5．その学生は、学費全額の奨学金を得るためにたゆまぬ努力をした。
6．その大学は最近、既存の研究室を改装するためと、新たな別の科学棟を建設するための資金を計上した。
7．まだ全員がここにいるわけではないが、もう2時なので始めるべきだ。
8．私はよくこの部屋を新婚旅行客に薦めます。というのも、素晴らしい街の夜景を見ることができるからです。

## Ⅱ
〔解答〕
1．4　2．1　3．1　4．3

〔出題者が求めたポイント〕
1．warranty「保証」。agreement「合意」。contract「契約」。declaration「宣言」。guarantee「保証」。
2．confidential「機密の」。classified「機密の」。crucial「重大な」。influential「影響力のある」。precise「正確な」。
3．disparity「格差」。difference「差異」。harmony「調和」。individuality「個性」。similarity「類似性」。

4．reservation「留保」。confidence「自信」。engagement「関与」。hesitancy「ためらい」。territory「領土」。

〔問題文訳〕
1．この製品は、今週購入されると2年保証が付いてきます。
2．彼は機密情報を暴露した嫌疑で逮捕された。
3．継続する地域的経済格差の問題にもかかわらず、その国は国家として生き延びた。
4．役員会は新社長の提案を無条件で受け入れる決断をした。

## Ⅲ
〔解答〕
1．4　2．4　3．1

〔出題者が求めたポイント〕
1．Prof. Goldman → that of Prof. Goldman
2．as traditional → as a traditional
3．is consisted → consists

〔問題文訳〕
1．会議において、ジョンソン教授とゴールドマン教授がその問題の解決策を提示した。そして、ジョンソン教授の考えの方がゴールドマン教授のそれよりもはるかに現実的だった。
2．経済学を専攻する新しい学生たちは、伝統的な金融中心地として有名なその都市を訪問する計画を立てている。
3．委員会は主に、入学管理の担当でもある副学長を含む上級職員で構成されている。

## Ⅳ
〔解答〕
1．3　2．2　3．1

〔出題者が求めたポイント〕
1．選択肢訳
　1．私は今朝その薬を飲んだ。
　2．おめでとう。医者に診てもらったらどう？
　3．キミの代わりにプレゼンはボクがやるべきかな？
　4．あらまあ！　今日は、私は早く家に帰った方がいいかも。
2．選択肢訳
　1．後で折り返しの電話もらえますか？
　2．2時間後に私からかけ直させて。
　3．（I'll give a return call to you as soon as possible. でないと文として意味をなさない）
　4．（Would you mind calling me later? でないと文として意味をなさない）
3．選択肢訳
　1．いずれ分かるよ。

2．（no sooner do we know than she talks to us. で
　ないと文として意味をなさない）
3．我々はきっと後で彼女に追いつくよ。
4．我々は結局そのやり方が分かるだろう。
〔全訳〕
1．
　A：おはよう、アリス。顔色がよくないね。次の授業
　　の準備できてる？
　B：う～ん、実はできていないの。声が出ないみたい。
　A：キミの代わりにプレゼンはボクがやるべきかな？
2．
　A：こんにちは、ベンかい？　僕はダンだよ。今話せ
　　る？
　B：ごめん、これから会議に行かなくちゃならないん
　　だ。2時間後に私からかけ直させて。
　A：気にしないで。後でメールしとくから。
3．
　A：どうしてリンダは今日機嫌が良いの？
　B：さあね。でもいずれ分かるよ。彼女は秘密にして
　　おけないからね。
　A：言えてるね。ほら、彼女が来たよ！

## Ⅴ
〔解答〕
(A) ア　4　イ　2　ウ　3
(B) エ　4　オ　4　カ　1
〔出題者が求めたポイント〕
(A)
ア　attention「注意」。importance「重要性」。intention
　「意図」。reluctance「抵抗感」。
イ　comprised「包含された」。excluded「除外された」。
　expelled「追放された」。implicated「巻き込まれた」。
ウ　Additionally「加えて」。Expectedly「予想されたこ
　とだが」。However「しかし」。Moreover「さらに」。
(B)
エ　Along with ～「～とともに」。Except for ～「～を
　除けば」。In response of ～「～に応答して」（In
　response to が通常の用法）。Regardless of ～「～に
　関係なく」。
オ　commute「通勤する」。fill ～「～を満たす」。
　intake「摂取」。penetrate「浸透」。
カ　contribute「寄与する」（contribute to ～で「～の
　一因となる」）。occur「起こる」。stimulate ～「～を
　刺激する」。tempt ～「～を誘惑する」。
〔全訳〕
(A)
　妊娠している女性に対して投薬治療を行うことへの広
範な抵抗感は、妊娠中に薬で病気を治療することに関す
るデータの不足に由来する。多くのデータがないのは、
妊婦が一般的に、臨床試験、新薬の制御試験、あるいは
人間用の新たな侵襲性医療機器から除外されていると
いう正にその理由による。しかし、2018年4月、アメ

リカ合衆国保健福祉省の機関が、いつどのように薬や治
療の臨床試験に妊婦が参加できるかに関するガイドライ
ンを発表した。このガイドラインは、妊娠が薬の吸収に
どのような影響を与えるか、また、適切なデータ収集や
安全監視といった考慮事項に及んでいる。
(B)
　汚れた空気は、先進工業国における最も深刻な国家的
問題のひとつだ。最近の研究によると、汚染された空気
を吸うことは、今や世界の死因の中で4番目に高いラン
クにある。年齢や性別に関係なく、多くの人々が喘息や
心臓病などの慢性疾患に苦しんでいる。科学者が微粒子
と呼ぶ、本当に小さい汚染源粒子を人が吸い込むと、そ
れは肺の奥深くまで浸透する。その後、血液が炎症を引
き起こす可能性がある微粒子を全身に送る。問題は、脳
内の炎症が感受性細胞を破壊し、記憶障害の一因となる
可能性があることだ。

## Ⅵ
〔解答〕
1．4　　2．2　　3．2
〔出題者が求めたポイント〕
1．calculating「計算する」。charging「課金する」。
　estimating「見積もる」。reimbursing「弁済する」。
　ここでは、「ニコチンパッチの費用を肩代わりするこ
　とで、禁煙を促進する」という趣旨なので、
　reimbursing が正解。
2．「次のどれがフランス政府の努力について述べられ
　ていないか」
　選択肢訳
　1．政府は40年間にわたってタバコの消費を規制し
　　ようとしてきた。
　2．全国キャンペーンは、喫煙の代わりにお菓子を食
　　べるよう喫煙者に促している。
　3．政府は喫煙率の減少を示す調査を行った。
　4．タバコの箱には喫煙の危険性を示す絵がなければ
　　ならない。
3．「文章によれば、次のどれが正しいか」
　選択肢訳
　1．世界中でタバコによって死ぬ人の15％以上が非
　　喫煙者である。
　2．一日中濡れたタバコの葉を扱うことは、タバコ40
　　本吸うのに匹敵する影響がある。
　3．フランスの喫煙者は、2020年には今よりもタバ
　　コ1箱あたり約10ユーロ多く払わねばならないだ
　　ろう。
　4．10年間にわたり、フランスでは日常喫煙が毎年
　　100万人減っている。
〔全訳〕
　世界保健機関（WHO）の報告によると、毎年世界中で
700万人以上がタバコで死んでいる。このうち、600万
人以上が直接的なタバコの使用による死亡である一方、
約89万人は副流煙にさらされた非喫煙者だ。タバコに

ついて最も厄介なことは、喫煙していない人でも深刻な心臓血管や呼吸器の病気になる可能性があるということだ。受動喫煙は、乳児の突然死や妊婦の低出産率をもたらす可能性がある。

生葉たばこ病（GTS）は、タバコは吸わないタバコ農園で働く子どもたちにとっての、もう一つの問題だ。GTS は急性ニコチン中毒の一種で、手で収穫するときにニコチンが濡れたタバコの葉から皮膚を通して吸収されることにより引き起こされる。1 日に吸収されるニコチンの量は約 40 本のタバコに相当する。一部の国では、低所得世帯の多くの子どもがタバコ農場で働いている。GTS の症状には、吐き気、嘔吐、腹部の痛み、頭痛、めまい、頻脈、呼吸困難、および錯乱が含まれる。ある非営利団体は、政府とタバコ会社にこれらの問題に対処するための緊急措置を講じるよう求めている。

フランスは伝統的に国民がタバコを愛する国であり、非公式に「ヨーロッパの煙突」として知られる。フランス政府は 1976 年以来、喫煙を制限しようとしてきたが、近年、禁煙の実施について特に真剣になってきている。2010 年、タバコ会社は、パッケージ上に文言とともに絵入りの健康警告を表示するよう求められた。さらに政府は、値上げによりタバコの消費量が減るとの見通しから、2020 年末までに 1 箱の平均価格を 10 ユーロに引き上げることを決定した。全国禁煙月間キャンペーンもまた、禁煙を容易にするニコチンパッチの費用を弁済することにより、悪習慣を止めるよう喫煙者に促している。

その結果、フランス公衆衛生局による新しい調査によれば、2016 年から 2017 年までに 100 万人が喫煙をやめた。2017 年には成人の 26.9％が毎日喫煙していたが、前年は 29.4％だった。こうした数値の急激な減少は、過去 10 年間においても見られなかったものだ。しかし同時に、この報告書によると、毎年 7 万 3000 人がタバコ関連の病気で命を落としている。タバコの規制政策は、今後もフランス政府にとって大きな関心事であるだろう。

# Ⅶ
〔解答〕
1. 2　2. 3　3. 2
〔出題者が求めたポイント〕
1. vigilance「警戒」。assumption「想定」。caution「注意」。confusion「混乱」。intention「意図」。
2. 挿入文は「妊娠中の女性はリステリア菌に感染する可能性が約 10 倍高いと言われている」なので、免疫が低下した人が感染しやすい例として、第 4 段落に入れるのが適当。
3. 「次のどれが文中で述べられていないか」
選択肢訳
1. 2018 年初頭オーストラリアで、リステリア菌に感染したか、あるいは推定感染した患者の約 3 分の 1 が死んだ。
2. 健康上の問題をかかえていないなら、リステリア

菌による感染を心配する必要はない。
3. 免疫が低下した人はリステリアに感染しやすいので、特別な治療が必要だ。
4. 血液検査は、リステリア菌感染によって冒されていることを知る唯一の方法ではない。

〔全訳〕
2018 年 1 月から 4 月にかけて、オーストラリアで食中毒が発生した。1 件の推定症例を含む 20 件の症例報告があった。20 人全員がリステリア菌と呼ばれる致命的な細菌で汚染されたメロンを食べた後に入院したのだった。その後、うち 7 名が命を落とした。この症例は最初 2 月にオーストラリアの保健当局が注目し、汚染したメロンは月末に市場から回収された。

世界保健機関（WHO）は、メロンはバーレーン、香港、日本、クウェート、マレーシア、オマーン、カタール、シンガポール、アラブ首長国連邦に輸出されたと述べた。輸出過程で洗い落とされているはずなので、メロンに細菌が残っている危険性はほとんどないと思われる。しかし、最長 70 日間の長い潜伏期間があり、将来感染が起こる可能性があるため、WHO は警戒を呼びかけている。

リステリア菌は一般に土壌や水の中に見られるが、生の動物性食品は慎重に調理することで、果物や野菜はしっかりと洗浄することで、未調理の食品と加工食品とは分けて保管することで、感染を防ぐことができる。リステリア菌を含んだ食品を誤って食べても深刻な病状が現れることはめったにない。しかし、妊婦とその新生児、高齢者、そして免疫力の低下した人々にとっては脅威となる可能性がある。免疫システムが低下した人の潜在的な病状には、がん、糖尿病、肝疾患、腎臓病、または AIDS などがある。妊娠中の女性はリステリア菌に感染する可能性が約 10 倍高いと言われている。ステロイドを服用している人や化学療法を受けている人も、リステリア菌に感染するリスクが高くなる。

それは、悪寒、発熱、筋肉痛、吐き気などのインフルエンザに似た症状から始まる。頭痛がする人もいる。リステリア菌に感染しているかどうかを判定するために血液検査が行われる。それはしばしば最も効果的な方法だが、尿サンプルの検査もありうる。リステリア感染の治療は、徴候や症状の程度によって異なる。ほとんどの人は治療をしなくても感染は治癒するが、危険因子を持つ人は抗生物質ですぐに治療する必要がある。

# 数　学

推　薦

## 第一問

〔解答〕

(1)

| 1 | 2 | 3 | 4 |
|---|---|---|---|
| 1 | 2 | 2 | 3 |

(2)

| 5 | 6 | 7 |
|---|---|---|
| 3 | 1 | 5 |

〔出題者が求めたポイント〕

(1) 平方根の計算

分母を有理化して, 左辺を $a\sqrt{2}+b$ ($a$, $b$ は有理数) の形にして, $a=0$, $b=1$ より, $p$, $q$ を求める。

(2) 1次方程式, 絶対値

$x<-\dfrac{1}{3}$, $-\dfrac{1}{3}\leqq x<\dfrac{3}{2}$, $\dfrac{3}{2}\leqq x$ に分けて, 絶対値をはずして1次方程式を解く。

〔解答のプロセス〕

(1)
$$\frac{2p(\sqrt{2}+1)}{(\sqrt{2}-1)(\sqrt{2}+1)}+\frac{3q\sqrt{2}}{\sqrt{2}\sqrt{2}}=1$$
$$\left(2p+\frac{3}{2}q\right)\sqrt{2}+2p=1$$
$$2p=1, \quad 2p+\frac{3}{2}q=0$$

従って, $p=\dfrac{1}{2}$, $q=-\dfrac{2}{3}$

(2) $x<-\dfrac{1}{3}$ のとき, $-2x+3+3x+1=1$

$\quad x=-3$（適）

$-\dfrac{1}{3}\leqq x<\dfrac{3}{2}$ のとき, $-2x+3-3x-1=1$

$\quad -5x=-1$　より　$x=\dfrac{1}{5}$（適）

$\dfrac{3}{2}\leqq x$ のとき, $2x-3-3x-1=1$

$\quad -x=5$　より　$x=-5$（不適）

よって, $x=-3$, $\dfrac{1}{5}$

## 第二問

〔解答〕

(1)

| 8 | 9 | 10 | 11 | 12 | 13 |
|---|---|----|----|----|----|
| 6 | 0 | 3  | 0  | 2  | 0  |

(2)

| 14 | 15 |
|----|----|
| 3  | 2  |

〔出題者が求めたポイント〕

(1) 場合の数

6つの場所から3つ選んで1, 残り3つから2つ選んで2, 残り1つに3を入れると考える。

頭を1とすると, 5つから2つ選んで1, 残り3つから2つ選んで2, 残り1つに3を入れる。

頭を2とすると, 5つから3つ選んで1, 残り2つに1と2を並べる。

(2) 35 を素因数分解すると, $5\times7$ であるから, $x+y$ は 1, 5, 7, 35 のいずれかである。

2次方程式で整数解となるためには, $D$ がある整数の2乗になってないといけない。

〔解答のプロセス〕

(1)
$_6C_3\cdot{}_3C_2=20\times3=60$

$_5C_2\cdot{}_3C_2=10\times3=30$

$_5C_3\cdot2!=10\times2=20$

(2) $x+y=1$, 5, 7, 35 の場合を考える。

$x+y=1$ のとき, $y=1-x$

$\quad x^2-x(1-x)+(1-x)^2=35$

$\quad 3x^2-3x-34=0$

$\quad x=\dfrac{3\pm\sqrt{417}}{6}$ で整数にならない。

$x+y=5$ のとき, $y=5-x$

$\quad x^2-x(5-x)+(5-x)^2=7$

$3x^2-15x+18=0$　より　$3(x-3)(x-2)=0$

$x>y$　より　$x=3$, $y=2$

$x+y=7$ のとき, $y=7-x$

$\quad x^2-x(7-x)+(7-x)^2=5$

$\quad 3x^2-21x+44=0, \ D=441-528<0$

$x+y=35$ のとき, $y=35-x$

$\quad x^2-x(35-x)+(35-x)^2=1$

$\quad 3x^2-105x+1224=0$

$\quad x^2-35x+408=0, \ D=1225-1632<0$

従って, $x=3$, $y=2$

## 第三問

〔解答〕

(1)

| 16 | 17 | 18 |
|----|----|----|
| 4  | 3  | 2  |

(2)

| 19 | 20 | 21 |
|----|----|----|
| 1  | 7  | 3  |

(3)

| 22 | 23 |
|----|----|
| 5  | 3  |

〔出題者が求めたポイント〕

(1) 対数関数

$\quad a^m=r \iff \log_a r=m$

$$\log_n M=\frac{\log_a M}{\log_a n}$$

(2) 微分法

$x$ の値が $a$ から $b$ まで変化するときの平均変化率

$$\frac{f(b)-f(a)}{b-a}$$

(3) 積分法

$-1\leqq x\leqq 0$, $0\leqq x\leqq 1$ に分けて絶対値をはずして定積分する。

〔解答のプロセス〕

(1) $\log_a 8=x$　より　$\log_a 2^3=x$　∴　$\log_a 2=\dfrac{x}{3}$

$\log_a 27=y$　より　$\log_a 3^3=y$　∴　$\log_a 3=\dfrac{y}{3}$

$\log_a 12 = \log_a(2^2 \cdot 3) = 2\log_a 2 + \log_a 3$

$\quad = \dfrac{2x}{3} + \dfrac{y}{3}$

$\log_a 432 = \log_a(2^4 \cdot 3^3) = 4\log_a 2 + 3\log_a 3$

$\quad = \dfrac{4x}{3} + \dfrac{3y}{3}$

$\log_{12} 432 = \dfrac{\log_a 432}{\log_a 12} = \dfrac{\dfrac{4x}{3} + \dfrac{3y}{3}}{\dfrac{2x}{3} + \dfrac{y}{3}}$

$\quad = \dfrac{4x + 3y}{2x + y}$

(2) $f(-1) = -1 - 1 + 1 + 1 = 0, \ f(0) = 1$

$x$ の値が $-1$ から $0$ まで変化するときの平均変化率を $m$ とすると, $m = \dfrac{1-0}{0-(-1)} = 1$

$\quad f'(x) = 3x^2 - 2x - 1$

よって, $3a^2 - 2a - 1 = 1 \quad (-1 < a < 0)$

$\quad 3a^2 - 2a - 2 = 0 \quad (-1 < a < 0)$

$\quad a = \dfrac{2 - \sqrt{28}}{6} = \dfrac{1 - \sqrt{7}}{3}$

(3) $|x^2 - x| = \begin{cases} -x^2 + x & (0 < x < 1) \\ x^2 - x & (-1 < x < 0) \end{cases}$

$\displaystyle \int_{-1}^{0}\left(x^2 - x + \dfrac{1}{3}\right)dx + \int_{0}^{1}\left(-x^2 + x + \dfrac{1}{3}\right)dx$

$= \left[\dfrac{1}{3}x^3 - \dfrac{1}{2}x^2 + \dfrac{1}{3}x\right]_{-1}^{0}$
$\qquad + \left[-\dfrac{1}{3}x^3 + \dfrac{1}{2}x^2 + \dfrac{1}{3}x\right]_{0}^{1}$

$= -\left(-\dfrac{1}{3} - \dfrac{1}{2} - \dfrac{1}{3}\right) + \left(-\dfrac{1}{3} + \dfrac{1}{2} + \dfrac{1}{3}\right)$

$= \dfrac{2}{3} + \dfrac{1}{2} + \dfrac{1}{2} = \dfrac{5}{3}$

### 第四問
〔解答〕

(1)

| 24 | 25 | 26 | 27 | 28 |
|---|---|---|---|---|
| 4 | 0 | 4 | 3 | 3 |

(2)

| 29 | 30 | 31 |
|---|---|---|
| 0 | 3 | 3 |

〔出題者が求めたポイント〕

(1) 数列

初項を $a$ とする。$a = 5l + 3$ として, $a > 300$ から $a$ を求める。この数列を $a_n$ で表わすと,

$a_n = a + 5(n-1)$, $a_n < 500$ の $n$ の最大値を求めるのと $a_{27}$ を求める。

(2) ベクトル

$\overrightarrow{AC} = t\overrightarrow{AB}$ になっていれば, A, B, C は一直線上にある。$x, y, z$ 方向で等式をつくって, $t, a, b$ を求める。

〔解答のプロセス〕

(1) 初項を $a$ とし, $a = 5l + 3$ とする。

$5l + 3 \geqq 300$ より $l \geqq 59.4$

$l$ の最小値は $60$ だから, $a = 5 \times 60 + 3 = 303$

この数列を $\{a_n\}$ とすると, $a_n = 303 + 5(n-1)$

よって, $a_n = 298 + 5n$

$298 + 5n < 500$ より $n < 40.4$

よって, $n$ の最大値は 40, この数列の項数は, 40。

$a_{27} = 298 + 5 \times 27 = 433$

(2) $\overrightarrow{AB} = (2-a, \ 2-b, \ 2)$

$\overrightarrow{AC} = (6-a, \ -b, \ 6)$

$\overrightarrow{AC} = t\overrightarrow{AB}$

$6-a = (2-a)t, \ -b = (2-b)t, \ 6 = 2t$

$2t = 6$ より $t = 3$

$6 - a = 3(2-a)$ より $a = 0$

$-b = 3(2-b)$ より $b = 3$

# 化　学

## 解答

31年度

推　薦

**第一問**

〔解答〕

問1　1

問2　5と9

問3　1

〔出題者が求めたポイント〕

原子の構造・結合

〔解答のプロセス〕

問1　カルシウム原子の最外殻電子は2つで，価電子をもたないのは希ガス元素（第18族）。これに合致するのはヘリウム He のみ。

問2　不対電子を1つもつのは，価電子が1つのナトリウムと3つの電子対と1つの不対電子をもつ塩素。他の元素は全て総電子数が偶数なので悩むところはない。

問3　センター等でも頻出の内容。HCl を除く選択肢は全て金属元素＋非金属元素のイオン結晶で，HCl だけが非金属元素同士の結合である。

**第二問**

〔解答〕

問1　7

問2　4

問3　3

〔出題者が求めたポイント〕

酸化還元滴定

内容にひねりはない。素早く，正確に回答する。

〔解答のプロセス〕

問3　オキシドールの濃度を $c(\mathrm{mol/L})$ とすると，

$$c \times \frac{10}{1000} \times 2 = 0.02 \times \frac{6}{1000} \times 5$$

$$c = \underline{0.03(\mathrm{mol/L})}$$

**第三問**

問1　ア．7　イ．9　ウ．1　エ．5

問2　オ．6　カ．1

〔出題者が求めたポイント〕

状態図，沸点上昇

〔解答のプロセス〕

問1　図のどの領域がどの状態にあたるのかをよく把握しておく。

問2　ショ糖の分子量は342であるから，水100gにショ糖17.1gをとかせば，

$$\frac{\frac{17.1}{342}(\mathrm{mol})}{0.1(\mathrm{kg})} = 0.5(\mathrm{mol/kg})$$

となる。ショ糖は電離しないから，

$$0.26 = K_\mathrm{b} \times 0.5$$

$$(K_\mathrm{b}：水のモル沸点上昇[\mathrm{K \cdot kg/mol}])$$

$$K_\mathrm{b} = 0.52[\mathrm{K \cdot kg/mol}]$$

硫酸ナトリウム 28.4g = 0.2mol を水 500g に溶かすと3つのイオンに電離することから，

$$\frac{0.2 \times 3(\mathrm{mol})}{0.5(\mathrm{kg})} = 1.2(\mathrm{mol/kg})$$

$$\therefore \Delta t_\mathrm{b} = 0.52 \times 1.2 = 0.624[\mathrm{K}]$$

同様に，グリセリンでは

$$\Delta t_\mathrm{b}' = 0.52 \times \frac{\frac{1.84}{92}}{0.1} = 0.104[\mathrm{K}]$$

**第四問**

問1　5

問2　3

問3　7

〔出題者が求めたポイント〕

化学平衡

〔解答のプロセス〕

問1

|  | $H_2$ | + | $I_2$ | $\rightleftarrows$ | $2HI$ |
|---|---|---|---|---|---|
| 反応前 | 0.5 | | 0.5 | | 0 |
| 反応 | −0.4 | | −0.4 | | +0.8 |
| 反応後 | 0.1 | | 0.1 | | 0.8 |

（単位：mol/L）

よって　$K = \dfrac{[HI]^2}{[H_2][I_2]} = \dfrac{0.8^2}{0.1 \times 0.1} = \underline{64}$

問2

|  | $H_2$ | + | $I_2$ | $\rightleftarrows$ | $2HI$ |
|---|---|---|---|---|---|
| 反応前 | 0 | | 0 | | 1.5 |
| 反応 | +x | | +x | | −2x |
| 反応後 | x | | x | | −2x |

（単位：mol/L）

$$K = \frac{(1.5 - 2x)^2}{x^2} = 64 \quad \therefore \quad x = 0.15(\mathrm{mol/L})$$

ゆえに，水素は $0.15(\mathrm{mol/L}) \times 2.0(\mathrm{L}) = \underline{0.30\,\mathrm{mol}}$

問3

|  | $H_2$ | + | $I_2$ | $\rightleftarrows$ | $2HI$ |
|---|---|---|---|---|---|
| 反応前 | 0.08 | | 0.08 | | 0 |
| 反応 | −x | | −x | | +2x |
| 反応後 | 0.08−x | | 0.08−x | | 2x |

よって，$K = \dfrac{(2x)^2}{(0.08-x)^2} = 36 \quad x = 0.06(\mathrm{mol/L})$

ゆえに，HI の生成量は　$0.06 \times 2 \times 25 = \underline{3.0(\mathrm{mol})}$

**第五問**

〔解答〕

問1　6

問2 オ 4 カ 3

〔出題者が求めたポイント〕

酸化還元反応

問2の反応はなじみがないかもしれないが，あてはめて考えれば他の候補は存在しない。

〔解答のプロセス〕

問1 「淡青色」の気体という表現はオゾンに対してしか用いない。近年の環境問題と絡めた出題も鑑みてオゾンの性質はしっかりおさえておきたい。

問2 左辺にいて右辺にいないのはK(カリウム)であるから，カは2，3，6のいずれかとわかる。

このうち，すでに左辺にいるヨウ素原子がすべて反応しきっていること，炭酸イオンを作れる候補がいないことを考えれば，カには3しかあてはまらない。

後は原子の数のつじつまを合わせて，オが $H_2O$ とわかる。

## 第六問

問1 6

問2 6

問3 8

〔出題者が求めたポイント〕

構造分析

〔解答のプロセス〕

問1

$$C : \frac{12}{44} \times 124.7 = 34 \text{(mg)}$$

$$H : \frac{2}{18} \times 61.7 = 6.9 \text{(mg)}$$

$$O : 50 - (34 + 6.9) = 9.1 \text{(mg)}$$

$$C : H : O = \frac{34}{12} : \frac{6.9}{1} : \frac{9.1}{16} = 5 : 12 : 1$$

また，$C_5H_{12}O$ は分子量がちょうど88である。

問2 炭化水素基の構造をCの数ごとに表していくと，

C×1 … $-CH_3$ 1種類

C×2 … $-CH_2CH_3$ 1種類

C×3 … $-CH_2CH_2CH_3, -CH-CH_3$ 2種
$\qquad\qquad\qquad\qquad\qquad\quad |$
$\qquad\qquad\qquad\qquad\qquad\ CH_3$

C×4 … $-CH_2CH_2CH_2CH_3, -CH_2-CH-CH_3$
$\qquad\qquad\qquad\qquad\qquad\qquad\qquad\qquad |$
$\qquad\qquad\qquad\qquad\qquad\qquad\qquad\ CH_3$

$\qquad\quad -CH-CH_2CH_3, -\overset{\quad CH_3}{\underset{\quad CH_3}{C}}-CH_3$ 4種
$\qquad\quad\ |$
$\qquad\ CH_3$

エーテル構造は

$\boxed{C×1}$-O-$\boxed{C×4}$ と $\boxed{C×2}$-O-$\boxed{C×3}$ のみなので，それぞれ4種・2種の構造異性体がある。

問3 ヒドロキシ基以外の水素を省略して全て列挙する。

C-C-C-C-C-OH

C-C-C-C-C
$\qquad\quad |$
$\qquad\ OH$

C-C-C-C-C
$\qquad\quad |$
$\qquad\ OH$

C-C-C-C-OH
$\qquad\ |$
$\qquad\ C$

C-C-C-C
$\quad\ |$
$\quad OH$

C-C-C-C-OH
$\quad\ |$
$\quad\ C$

HO-C-C-C-C
$\qquad\qquad |$
$\qquad\quad C$

C-C-C-OH
$\ |$
$\ C$
$\ |$
$\ C$

以上8種

## 第七問

問1 1と3

問2 9

問3 6

問4 7

〔出題者が求めたポイント〕

合成高分子

薬学系だと天然高分子(とくにタンパク質とアミノ酸)の出題が多いので，こちらがおろそかになりがち。

〔解答のプロセス〕

問1

イソプレン　　　　　ポリイソプレン(cis)

スチレン　　　　　　ポリスチレン

単量体がCとHだけのものを選べばよい

問3

ε-カプロラクタム　　　ナイロン6

# 平成30年度

# 問 題 と 解 答

# 英 語

## 問題                    30年度

Ⅰ. 次の英文の（     ）に入る語句として最も適切なものを、それぞれ１から４の中から１つ選び、その番号をマークしなさい。    【 解答番号 | 1 | ～ | 8 | 】

1. Administrators intend to make further bold efforts to reform (     ) of public education in Japan.
    1. aspects
    2. design
    3. movement
    4. posts                                    | 1 |

2. As a member of the nursery staff, I (     ), even though I want a bigger salary.
    1. take by
    2. take on
    3. get by
    4. get on                                    | 2 |

3. The most difficult part of this job was the long, boring, and (     ) pointless meetings.
    1. seems
    2. seemed
    3. seeming
    4. seemingly                                  | 3 |

4. Because we (     ) late for the party, the band had already started playing.
    1. got through
    2. filled in
    3. turned up
    4. went as                                    | 4 |

5. Nothing could be done to conceal the politician's guilt (     ) the corruption had been uncovered by the community-based organization.
    1. ever
    2. now
    3. once
    4. that                                       | 5 |

6. He (     ) believes that he and his colleagues will someday win the Nobel Prize in Chemistry.
    1. cheerfully
    2. firmly
    3. highly
    4. steadily                                    | 6 |

7. Today smartphones are viewed as powerful educational tools that can be used to (     ) self-learning.
    1. immigrate
    2. promote
    3. reproduce
    4. terminate                                   | 7 |

8. Kathy would never have gone to the party (     ) that Tim was going to call at her house.
    1. she didn't know
    2. she knew
    3. had she known
    4. she had known                               | 8 |

Ⅱ．次の各英文の下線部の単語に最も近い意味を表すものを、それぞれ１から４の中から１つ選び、その番号をマークしなさい。　　　【 解答番号 ☐9 ～ ☐12 】

1.　The president delivered a beautiful speech at the <u>commencement</u> yesterday.
 1.　ceremony　　　　　　　2.　convention
 3.　graduation　　　　　　4.　solemnity

☐9

2.　Antibiotics were the amazing drug of the 20th century, but <u>persistent</u> and inappropriate use has allowed bacteria to evolve resistance.
 1.　altered　　　　　　　　2.　continued
 3.　preceding　　　　　　　4.　unsteady

☐10

3.　My daughter is wise enough to <u>discern</u> between good and bad.
 1.　anticipate　　　　　　　2.　concrete
 3.　distinguish　　　　　　4.　overlook

☐11

4.　<u>Prolonged</u> lack of sleep can lead to serious medical conditions such as heart disease, high blood pressure and weight gain.
 1.　Continual　　　　　　　2.　Dragging
 3.　Longing　　　　　　　　4.　Substantial

☐12

Ⅲ．次の各英文で間違っている箇所を、それぞれ１から４の中から１つ選び、その番号をマークしなさい。　　　【 解答番号 ☐13 ～ ☐15 】

1.　<u>Since</u> she said nothing <u>in response</u>, Emily's facial expression <u>revealed</u> that she
  1　　　　　　　　　　　2　　　　　　　　　　　　　　　　　3
<u>disapproved of</u> the decision made by her boss.
  4

☐13

2.　It is essential <u>that</u> we <u>raise</u> our advertising budget <u>by</u> <u>a large amount</u> to compete
     1　　　2　　　　　　　　　　　　　3　　　4
with emerging aggressive companies.

☐14

3.　It is requested that these documents be made ready within next week.
　　　　1　　　　　　　　　　　　　　　　2　　　　3　　　4

　　　　　　　　　　　　　　　　　　　　　　　　　　　　　　　　15

Ⅳ.　次の A と B の会話が自然な流れとなるように、(　　　) に入る語句として最も
適切なものを、それぞれ 1 から 4 の中から 1 つ選び、その番号をマークしなさい。

　　　　　　　　　　　　　　　【 解答番号　16　～　18　】

1.　A:　Hey, John, what happened to you?　You look like a lobster!

　　B:　Yeah, I went to the seaside yesterday and got a tan.　It hurts so much now.

　　A:　(　　　)　Try this medicine.　It works wonders.

　　　1.　I don't even have the remotest idea.

　　　2.　Shame on you.

　　　3.　Poor you.

　　　4.　That is a waste of pity.

　　　　　　　　　　　　　　　　　　　　　　　　　　　　　16

2.　A:　Oh no!　I forgot to pick up a document from the administration office.

　　B:　Tell you what – I can get them for you since I have some errands to do in that
　　　　building.

　　A:　(　　　)

　　　1.　No problem!

　　　2.　I can thank you enough.

　　　3.　You wouldn't be kidding!

　　　4.　I owe you one.

　　　　　　　　　　　　　　　　　　　　　　　　　　　　　17

3.　A:　I am going to take a sample of your blood.

　　B:　(　　　) but I'm afraid of the needle.

　　A:　That's fine.　Please lie down on this bed.　It may hurt, but only a little bit.
　　　　OK!　We're all finished.

　　　1.　It is embarrassing,

　　　2.　It is unmentionable,

　　　3.　No chance at all,

　　　4.　This won't do,

　　　　　　　　　　　　　　　　　　　　　　　　　　　　　18

V. 次の英文の空欄に入る語として最も適切なものを、それぞれ 1 から 4 の中から 1 つ選び、その番号をマークしなさい。

【 解答番号 ⎡ 19 ⎤ ～ ⎡ 24 ⎤ 】

(A)   Honey is one of the oldest sweeteners on earth and has many health benefits as well as uses for adults.   It is, however, dangerous for babies, especially those under one year of age.   This is because it may contain botulinum spores,* which can create a toxin* and cause death in young infants.   It (　ア　) children under one year of age, with most cases being in babies of six weeks to six months.   Babies' intestines* have not been sufficiently developed to be able to fight off the bacteria.   (　イ　), it should never be given to babies in any form, including raw and cooked products.   By the time they are over one year old, babies will be able to (　ウ　) any botulinum spores, so honey is safe for toddlers* and older children.

botulinum spores*　ボツリヌス菌　　　toxin*　毒素　　　intestines*　腸
toddlers*　よちよち歩きの小児

| | | | | | |
|---|---|---|---|---|---|
| ア | 1. affects | 2. effects | 3. interacts | 4. reflects | 19 |
| イ | 1. Additionally | 2. Furthermore | 3. Regardless | 4. Therefore | 20 |
| ウ | 1. consume | 2. create | 3. destroy | 4. preserve | 21 |

(B)   Oseltamivir was approved as an antiviral medication by the U.S. Food and Drug Administration* (FDA) approximately 20 years ago.   This medicine has been used to treat and prevent influenza A and influenza B, (　エ　) over $18 billion in sales across the world.   It had been believed that it would reduce complications*, hospital admissions, and mortalities.   However, while the World Health Organization (WHO) had positioned Oseltamivir (　オ　) the essential medicine list since 2009, the FDA concluded that there was no evidence of its efficacy.   Now the WHO has decided to downgrade it from a "core" drug to a "complementary" drug after reviewing evidence, but experts argue that it is (　カ　) too late.

U.S. Food and Drug Administration*　米国食品医薬品局　　　complications*　合併症

| | | | | | |
|---|---|---|---|---|---|
| エ | 1. funding | 2. generating | 3. spending | 4. vending | 22 |
| オ | 1. by | 2. for | 3. on | 4. with | 23 |
| カ | 1. far | 2. over | 3. up | 4. very | 24 |

VI.　次の英文を読み、３つの設問に対して最も適切な答えをそれぞれ１から４の中から
１つ選び、その番号をマークしなさい。　　　　【 解答番号 | 25 | ～ | 27 | 】

　　Measles* is a highly <u>contagious</u> childhood disease caused by a virus.　It is said that ninety percent of people who have not been vaccinated* against measles will get it if they happen to be near an affected person.　It causes a total-body skin rash* and influenza-like symptoms – including a high fever, sore throat, cough, runny nose, and red eyes.　Because it can cause breathing problems and brain swelling, it is known to be one of the leading causes of death among young children.　Although it is rare in the United Sates, twenty million cases are reported around the world every year.

　　The disease spreads when a person breathes in or has direct contact with virus-infected fluid sprayed into the air when someone with measles coughs or sneezes.　A person who is exposed to the virus may not show symptoms for eight to ten days.　An infected person can spread the disease to others for about eight days; from four days before until about four days after the rash appears.

　　As a result of widespread immunizations*, measles was declared eliminated from the United States in 2000.　It meant that a continuous disease transmission was not confirmed for more than twelve months.　However, the United States averages about sixty cases of measles a year today, and most of these originate outside the country.　In 2015, there was a large multi-state measles outbreak linked to Disneyland in California.　From January 1 to July 15, 117 people from thirteen states were reported to have contracted measles.　These people were predominantly those who were not vaccinated against the virus.　The outbreak likely started from a traveler who became infected overseas with measles, then visited the amusement park.

　　During the summer of 2017, a measles outbreak hit the Somali-American* community in the city of Minneapolis, Minnesota.　At least forty-five out of fifty cases were among children, and they were not vaccinated against measles. Although the Centers for Disease Control and Prevention* recommend that all children receive a combined vaccine* of measles, mumps*, and rubella* (MMR), many Somali parents ignored it, believing that the MMR vaccine would cause a certain developmental disability. | a |

measles*  麻疹(はしか)        vaccinated*  予防接種を受けた        rash*  湿疹

immunizations*  予防接種      Somali-American*  ソマリア系アメリカ人の

Centers for Disease Control and Prevention*  米国疾病予防センター

vaccine*  ワクチン        mumps*  おたふく風邪        rubella*  風疹


1. Which of the following would be the closest in meaning to the underlined word in the first paragraph?

  1. controllable

  2. harmless

  3. inoffensive

  4. transmittable

| 25 |


2. Which of the following is NOT stated in the passage?

  1. People who are vaccinated against measles will not get the disease even if they spend time with a virus-infected person.

  2. Measles can be transmitted to others through an infected person's coughs and sneezes for more than a week.

  3. Measles are occasionally brought into the States by travelers who went abroad and happened to get the disease.

  4. A measles outbreak occurred in the area of people who were against the measles immunization.

| 26 |


3. Which would be the best sentence to put into |  a  | ?

  1. Health officials need to be educated about the necessity of that combined vaccine.

  2. Somali children should be able to get the MMR vaccine completely free of charge.

  3. Somali parents might be punished unless they get their children vaccinated against those three diseases.

  4. Health officials are taking steps to win back trust in vaccines so that such an outbreak will not occur again.

| 27 |

VII. 次の英文を読み、3つの設問に対して最も適切な答えをそれぞれ1から4の中から1つ選び、その番号をマークしなさい。　【 解答番号　28　～　30　】

Fat, along with protein and carbohydrates*, is one of the three essential chemical substances called macronutrients, which provide the body with energy it needs.　It is an important part of a healthy diet, and is a key nutrient needed for some vitamins to be absorbed into the body.　Consuming the appropriate amount of the right types of dietary fats is one of the most significant factors in reducing the risk of developing various diseases.　Fats in nuts, avocados, and olive oil are considered healthy fats, and will help people fight stress, deal with mood swings, and even control their weight.　Among healthy fats, extra virgin olive oil (EVOO) has received scholarly attention as the healthiest fat on earth.　Many studies have revealed that EVOO has health benefits for the heart, brain, skin, and bones because it contains polyphenols*, omega-3 and omega-6 fatty acids*, and vitamins E and K.

EVOO can help improve bone calcification*, aiding in building healthier and stronger bones.　Numerous studies have suggested that a diet rich in EVOO, whole grains, fish, fruits, and vegetables prevents metabolic syndrome*, lowers the risk of heart disease, and reduces the risk of type II diabetes*.　Moreover, a diet rich in olive oil can protect people from having mental illness such as depression.　It also helps to repair skin damage from sun exposure and prevents the dangerous form of skin cancer.　Besides skin cancer, breast cancer is the most common type of cancer for women.　One study suggested that EVOO had consistently proven to have less risk of tumors* associated with it than other fats, meaning an overall decrease of their incidence, multiplication, and growth.　(　　　　) EVOO, the risk of breast cancer was reduced by 61%.

In 2017, new research showed that EVOO may protect the brain from losing its ability to work properly.　Researchers at a university in Philadelphia stated that EVOO had a good effect on memory as well as learning ability, and reduced the formation of poisons in the brain that are the signs of Alzheimer's disease*.　In their study, they put mice into two groups, assigning one group a diet with EVOO and the other a diet without it.　According to the lead researcher, the brain cells from the mice that ate food enriched with EVOO had lower levels of the poisons.

*The World Alzheimer Report 2015* showed that the number of people with dementia* will increase to over 75 million by 2030, doubling every twenty years.　In addition, the total estimated global cost of dementia is a trillion dollars in 2018. It is necessary to develop effective yet affordable treatments as quickly as possible. EVOO, the healthiest fat on earth, would be potentially helpful in reducing the risks of various diseases.

carbohydrates* 炭水化物　　polyphenols* ポリフェノール　　fatty acids* 脂肪酸

calcification* 石灰化　　metabolic syndrome* メタボリック症候群　　diabetes* 糖尿病

tumors* 腫瘍　　Alzheimer's disease* アルツハイマー病　　dementia* 認知症

1. Which of the following would be the most appropriate words to put into the blank in the second paragraph?
   1. According to
   2. In aid of
   3. On behalf of
   4. Thanks to

   | 28 |

2. According to the passage, which of the following is NOT true about EVOO?
   1. It helps one learn and memorize new things.
   2. It helps break down the poison in the brain.
   3. It helps in the fight against unhappy and miserable feelings.
   4. It helps heal the damaged skin caused by sunlight.

   | 29 |

3. According to the passage, which of the following is true?
   1. Among all macronutrients on earth, which are fat, protein, and carbohydrates, fat is the most important.
   2. The mice which went on a diet have less poisons in their brains than those which didn't go on an EVOO diet.
   3. The occurrence of tumors is reduced with regard to EVOO as compared to other fats.
   4. The number of people who suffer from dementia could become twice as many every year for twenty years.

   | 30 |

# 数　学

## 問題　　　　　　　　　　　30年度

**第一問**　次の問に答えよ.

(1) $a = \dfrac{3}{\sqrt{5}+\sqrt{2}}$, $b = \dfrac{3}{\sqrt{5}-\sqrt{2}}$ であるとき,

$$a^2 + ab + b^2 = \boxed{^{1)}\ \ }\boxed{^{2)}\ \ } \ , \ a^3 + a^2b + ab^2 + b^3 = \boxed{^{3)}\ \ }\boxed{^{4)}\ \ }\sqrt{\boxed{^{5)}\qquad}}$$

である.

(2) $c, d$ をそれぞれ実数として, 次の $\boxed{^{6)}\qquad}$ , $\boxed{^{7)}\qquad}$ に当てはまる選択肢を下の

**1.** ～ **4.** のうちから一つずつ選び, 該当する番号をマーク欄にマークせよ. ただ

し, 同じものを繰り返し選んでもよい.

$$cd = 0 \text{ であることは, } c^2 + d^2 = 0 \text{ であるための } \boxed{^{6)}\qquad}.$$

$$c^2 > d^2 \text{ であることは, } c > d \text{ であるための } \boxed{^{7)}\qquad}.$$

**1.** 必要十分条件である

**2.** 必要条件であるが, 十分条件でない

**3.** 十分条件であるが, 必要条件でない

**4.** 必要条件でも十分条件でもない

**第二問**　次の問に答えよ.

(1) $\dfrac{3}{a} + \dfrac{4}{b} = \dfrac{12}{ab} - 1$, $a \neq 0$, $b \neq 0$ を満たす整数の組 $(a,b)$ の個数は $\boxed{^{8)}\quad}\boxed{^{9)}\quad}$ である.

(2) $\triangle$ABC において, 辺 AB を $2:3$ に内分する点を P, 辺 BC を $5:3$ に外分する点を Q とする. 線分 PQ と辺 CA との交点を R とするとき, CR : RA $= \boxed{^{10)}\quad} : \boxed{^{11)}\quad}\boxed{^{12)}\quad}$ である.

**第三問**　次の問に答えよ.

(1) $2^x + 13 \cdot 2^{1-x} - 2^{2(2-x)} - 11 = 0$ を満たす $x$ の値は小さいほうから順に

$$\boxed{13)} \quad , \quad \boxed{14)} \quad , \quad \boxed{15)}$$

である.

(2) 2 次関数 $y = x^2 + ax + b$ のグラフが $x$ 軸と 2 点 $\left(\cos\dfrac{5}{12}\pi,\ 0\right)$, $\left(\sin\dfrac{5}{12}\pi,\ 0\right)$ で

交わるとき, $a = -\dfrac{\sqrt{\boxed{16)}}}{\boxed{17)}}$, $b = \dfrac{\boxed{18)}}{\boxed{19)}}$ であり, このとき, この 2 次関

数のグラフと $x$ 軸とで囲まれた部分の面積は $\dfrac{\sqrt{\boxed{20)}}}{\boxed{21)}\ \boxed{22)}}$ である.

**第四問**　次の問に答えよ.

(1) 第8項が28，第16項が59の等差数列の初項は $\dfrac{\boxed{23)}}{\boxed{24)}}$ ，第208項は $\boxed{25)}\,\boxed{26)}\,\boxed{27)}$ である.

(2) $a, b, c$ をそれぞれ実数として，4つのベクトル $\vec{w}=(-3,\,1,\,2)$, $\vec{x}=(2,\,0,\,-1)$, $\vec{y}=(-1,\,1,\,0)$, $\vec{z}=(3,\,-2,\,4)$ の間に関係式 $\vec{z}=a\vec{w}+b\vec{x}+c\vec{y}$ が成り立つとき，$a=\dfrac{\boxed{28)}}{\boxed{29)}}$ ，$b=\boxed{30)}$ ，$c=-\dfrac{\boxed{31)}\,\boxed{32)}}{\boxed{33)}}$ である.

# 化 学

## 問題

30年度

第 一 問　　次の問1～3に答えよ。　　　　　　　　[解答番号 $\boxed{1}$ ～ $\boxed{3}$ ]

問1　下記の**1～9**の物質のうち、単体<u>ではない</u>ものをすべて選び、解答番号 $\boxed{1}$
にすべてマークせよ。

[解答番号 $\boxed{1}$ ]

1. アルゴン　　　　　2. ダイヤモンド　　　3. アンモニア
4. オゾン　　　　　　5. メタン　　　　　　6. マンガン
7. 硫黄　　　　　　　8. 二酸化炭素　　　　9. フラーレン

問2　下記の**1～9**の物質のうち、共有結合を<u>もたない</u>ものをすべて選び、解答番号
$\boxed{2}$ に<u>すべて</u>マークせよ。

[解答番号 $\boxed{2}$ ]

1. アセチレン　　　　2. 塩素　　　　　　　3. アンモニア
4. 塩化ナトリウム　　5. メタン　　　　　　6. ケイ素
7. ダイヤモンド　　　8. 二酸化炭素　　　　9. 塩化水素

問3　下記の**1～9**の物質のうち、極性分子をすべて選び、解答番号 $\boxed{3}$ に<u>すべて</u>
マークせよ。

[解答番号 $\boxed{3}$ ]

1. アセチレン　　　　2. 硫化水素　　　　　3. アンモニア
4. ナフタレン　　　　5. メタン　　　　　　6. 水
7. 四塩化炭素　　　　8. 二酸化炭素　　　　9. 塩化水素

第　二　問　　次の文章を読み、問1～3に答えよ。ただし、硫酸バリウム（BaSO₄）
の溶解度積は $K_{sp} = 1.0 \times 10^{-10}$〔(mol/L)²〕とし、溶解による体積変
化は無視する。　　　　　　　　　　　　　　〔解答番号 4 ～ 6 〕

　一般に、バリウム化合物は劇物の指定を受けている。しかし、BaSO₄は溶解度の関係よ
り劇物から除外されており、胃の造影剤として安全に用いられている。

問1　溶解度および溶解度積に関する次の記述のうち、正しいものを選べ。
　　　　　　　　　　　　　　　　　　　　　　　　　　〔解答番号 4 〕

　【ア】　溶解度積は、溶液中に沈殿せずに存在できるイオンのモル濃度の積で
　　　　　表される。
　【イ】　一般に、溶解度積が大きい物質ほど、沈殿を生じやすい。
　【ウ】　化学平衡に関係するイオンを含んだ電解質を添加すると、溶解度や
　　　　　電離度が小さくなることがある。
　【エ】　溶解度積は、温度が変わっても変化しない。

　　1.　アのみ　　2.　イのみ　　3.　ウのみ　　4.　エのみ　　5.　ア、イ
　　6.　ア、ウ　7.　ア、エ　8.　イ、ウ　9.　イ、エ　0.　ウ、エ

問2　BaSO₄の飽和水溶液における Ba²⁺ のモル濃度〔mol/L〕として、最も近い値
　　を選べ。　　　　　　　　　　　　　　　　　　　　〔解答番号 5 〕

　　1.　$5.0 \times 10^{-9}$　　　　2.　$1.0 \times 10^{-8}$　　　　3.　$5.0 \times 10^{-8}$
　　4.　$1.0 \times 10^{-7}$　　　　5.　$5.0 \times 10^{-7}$　　　　6.　$1.0 \times 10^{-6}$
　　7.　$5.0 \times 10^{-6}$　　　　8.　$1.0 \times 10^{-5}$

問3　$1.0 \times 10^{-2}$ mol/L の硫酸水溶液中に、BaSO₄を混合していき BaSO₄の沈殿が生成
　　したときの Ba²⁺ のモル濃度〔mol/L〕として、最も近い値を選べ。ただし、硫酸
　　バリウムは溶解度が十分に小さく、混合による硫酸イオンの濃度変化は無視でき
　　るものとする。　　　　　　　　　　　　　　　　〔解答番号 6 〕

　　1.　$5.0 \times 10^{-9}$　　　　2.　$1.0 \times 10^{-8}$　　　　3.　$5.0 \times 10^{-8}$
　　4.　$1.0 \times 10^{-7}$　　　　5.　$5.0 \times 10^{-7}$　　　　6.　$1.0 \times 10^{-6}$
　　7.　$5.0 \times 10^{-6}$　　　　8.　$1.0 \times 10^{-5}$　　　　9.　$5.0 \times 10^{-5}$

第　三　問　　次の問 1〜3 に答えよ。ただし、原子量は H＝1、C＝12、N＝14、
F＝19、Na＝23、Cl＝35.5、K＝39、Ag＝107.9、Ba＝137.3 とする。

［解答番号 7 〜 9 ］

問1　物質の融点、沸点に関する次の記述のうち、正しいものを選べ。

［解答番号 7 ］

【ア】　NaCl は、$NH_3$ よりも融点が高い。
【イ】　KCl は、NaCl よりも融点が高い。
【ウ】　$F_2$ は、HCl よりも沸点が高い。
【エ】　$CH_4$ は、$C_2H_6$ よりも沸点が高い。

1．アのみ　　2．イのみ　　3．ウのみ　　4．エのみ　　5．ア、イ
6．ア、ウ　　7．ア、エ　　8．イ、ウ　　9．イ、エ　　0．ウ、エ

問2　気体に関する次の記述のうち、正しいものを選べ。　　［解答番号 8 ］

【ア】　理想気体は、気体の状態方程式を完全に満たす。
【イ】　理想気体の分子には、体積や質量がない。
【ウ】　実在気体は、温度が低い方が理想気体に近い。
【エ】　実在気体は、圧力が高い方が理想気体に近い。

1．アのみ　　2．イのみ　　3．ウのみ　　4．エのみ　　5．ア、イ
6．ア、ウ　　7．ア、エ　　8．イ、ウ　　9．イ、エ　　0．ウ、エ

問3　金属結晶の構造に関する次の記述のうち、正しいものを選べ。

［解答番号 9 ］

【ア】　面心立方格子と比較して、六方最密構造の方が単位格子中の原子数が多い。
【イ】　面心立方格子と六方最密構造では、1 つの原子に接する原子の数が等しい。
【ウ】　面心立方格子と比較して、体心立方格子の方が充填率は大きい。
【エ】　面心立方格子と比較して、六方最密構造の方が充填率は大きい。

1．アのみ　　2．イのみ　　3．ウのみ　　4．エのみ　　5．ア、イ
6．ア、ウ　　7．ア、エ　　8．イ、ウ　　9．イ、エ　　0．ウ、エ

第　四　問　　　次の熱化学方程式を用いて、下の問 1 〜 3 に答えよ。ただし、気体はすべて理想気体とし、液体の体積および液体に対する気体の溶解は無視できるものとする。　　　　　　　　　　　　　　　　　　　〔解答番号　10 〜 12 〕

$$C \text{（黒鉛）} + O_2 \text{（気）} = CO_2 \text{（気）} + 394 \text{ kJ}$$

$$H_2 \text{（気）} + \frac{1}{2} O_2 \text{（気）} = H_2O \text{（液）} + 286 \text{ kJ}$$

$$C_2H_4 \text{（気）} + 3O_2 \text{（気）} = 2CO_2 \text{（気）} + 2H_2O \text{（液）} + 1411 \text{ kJ}$$

$$3C \text{（黒鉛）} + 4H_2 \text{（気）} = C_3H_8 \text{（気）} + 105 \text{ kJ}$$

問 1　　エチレン $C_2H_4$（気）の生成熱〔kJ/mol〕として、最も近い値を選べ。

〔解答番号　10 〕

1.　−394　　2.　−192　　3.　−96　　4.　−51　　5.　−19
6.　　28　　7.　　143　　8.　　286　　9.　　765　　0.　1411

問 2　　プロパン $C_3H_8$（気）の燃焼熱〔kJ/mol〕として、最も近い値を選べ。

〔解答番号　11 〕

1.　　105　　2.　　210　　3.　　396　　4.　　680　　5.　1182
6.　1587　　7.　2221　　8.　2765　　9.　3561　　0.　4442

問 3　　メタノール $CH_3OH$（気）の生成熱〔kJ/mol〕として、最も近い値を選べ。ただし、メタノール $CH_3OH$（気）の燃焼熱は、726 kJ/mol とする。

〔解答番号　12 〕

1.　　240　　2.　　480　　3.　　720　　4.　　960　　5.　1200
6.　1440　　7.　2880　　8.　3120　　9.　3360　　0.　3600

第　五　問　　次の図は、アンモニアソーダ法を示している。下の問1～3に答えよ。
ただし、A～Iは化合物である。　　　　　　［解答番号　13　～　15　］

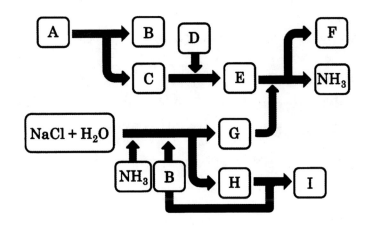

問1　化合物 E はどれか。ただし、該当するものがない場合は 0 を選べ。

［解答番号　13　］

1. $CaCO_3$　　2. $Na_2CO_3$　　3. $NaHCO_3$　　4. $CaO$　　5. $Ca(OH)_2$
6. $CaCl_2$　　7. $NH_4Cl$　　8. $CO_2$　　9. $H_2O$

問2　化合物 G はどれか。ただし、該当するものがない場合は 0 を選べ。

［解答番号　14　］

1. $CaCO_3$　　2. $Na_2CO_3$　　3. $NaHCO_3$　　4. $CaO$　　5. $Ca(OH)_2$
6. $CaCl_2$　　7. $NH_4Cl$　　8. $CO_2$　　9. $H_2O$

問3　化合物 I に関する次の記述のうち、正しいものを 2 つ選び、解答番号　15　に
2つマークせよ。　　　　　　　　　　　　　　　［解答番号　15　］

1. 水溶液から結晶化させると、白色粉末状の一水和物が得られる。
2. 水和物は、空気中に放置すると潮解する。
3. 強酸を加えると気体を発生し、その気体は石灰水を白濁させる。
4. 水酸化ナトリウムを空気中に放置すると生成する。
5. 塩基性を示すため、内服用胃腸薬などに使用される。

第　六　問　　　次の文章を読み、問1～3に答えよ。ただし、原子量は H＝1、O＝16、
　　　　　　　　　　Na＝23、K＝39 とする。　　　　　　［解答番号　16 ～ 18 ］

　脂肪酸には、【 ア 】のような飽和脂肪酸や、【 イ 】のような不飽和脂肪酸がある。炭
素数が同じ場合、二重結合の数が多いほど融点は【 ウ 】なる。このことを利用して、植
物油を【 エ 】することで、マーガリンの製造は行われている。
　近年、トランス脂肪酸を摂取すると動脈硬化の危険性が増すと報告されている。トラン
ス脂肪酸は、不飽和脂肪酸を【 エ 】するときに、シス形の不飽和脂肪酸がトランス形の
不飽和脂肪酸に変化して生成すると言われている。

問1　　　【 ア 】～【 エ 】にあてはまる語句の組み合わせとして、正しいものは
　　　　どれか。　　　　　　　　　　　　　　　　　　　　　［解答番号　16 ］

|   | 【 ア 】 | 【 イ 】 | 【 ウ 】 | 【 エ 】 |
|---|---|---|---|---|
| 1 | ステアリン酸 | オレイン酸 | 低く | 酸化 |
| 2 | ステアリン酸 | オレイン酸 | 高く | 酸化 |
| 3 | ステアリン酸 | オレイン酸 | 低く | 還元 |
| 4 | ステアリン酸 | オレイン酸 | 高く | 還元 |
| 5 | オレイン酸 | ステアリン酸 | 低く | 酸化 |
| 6 | オレイン酸 | ステアリン酸 | 高く | 酸化 |
| 7 | オレイン酸 | ステアリン酸 | 低く | 還元 |
| 8 | オレイン酸 | ステアリン酸 | 高く | 還元 |

問2　　　次の記述のうち、誤っているものをすべて選び、解答番号　17 　にすべて
　　　　マークせよ。　　　　　　　　　　　　　　　　　　　［解答番号　17 ］

　　　1.　乾性油は、不乾性油に比べてヨウ素価が大きい。
　　　2.　アマニ油、大豆油は、酸化されても固化しにくい。
　　　3.　オリーブ油、ツバキ油は、酸化されても固化しにくい。
　　　4.　乾性油は、塗料や印刷インクに使われる。
　　　5.　乾性油は、食用油や化粧品などに使われる。

問3　　　けん化価 300 の油脂 1 kg をけん化するのに必要な水酸化ナトリウムの質量〔g〕
　　　　として、最も近い値を選べ。　　　　　　　　　　　　［解答番号　18 ］

　　　1.　0.18　　　2.　0.21　　　3.　0.42　　　4.　17.7　　　5.　21.4
　　　6.　42.0　　　7.　177　　　8.　214　　　9.　420

第　七　問　　　次の文章を読み、問1～3に答えよ。ただし、原子量は H＝1、C＝12、
　　　　　　　　O＝16 とする。　　　　　　　　　　　　　　　〔解答番号　19 ～ 21 〕

　希硫酸にデンプンとショ糖を加えて熱し、完全に単糖類に加水分解したのち、塩基性の
水溶液で中和した。この溶液に【 ア 】を加えて熱すると、【 イ 】の沈殿が生じた。

問1　　下線部で生じた単糖を2つ選び、解答番号　19　に2つマークせよ。
　　　　　　　　　　　　　　　　　　　　　　　　　　　　　〔解答番号　19 〕

　　　　1.　マルトース　　　　2.　グルコース　　　　3.　マンノース
　　　　4.　ラクトース　　　　5.　トレハロース　　　6.　ガラクトース
　　　　7.　フルクトース　　　8.　グリコーゲン

問2　　【 ア 】および【 イ 】にあてはまる語句および化学式の組み合わせとして、
　　　　正しいものはどれか。
　　　　　　　　　　　　　　　　　　　　　　　　　　　　　〔解答番号　20 〕

| | 【 ア 】 | 【 イ 】 |
|---|---|---|
| 1 | シュワイツァー試薬 | $CuO$ |
| 2 | フェーリング液 | $CuO$ |
| 3 | ニンヒドリン水溶液 | $CuO$ |
| 4 | シュワイツァー試薬 | $Cu_2O$ |
| 5 | フェーリング液 | $Cu_2O$ |
| 6 | ニンヒドリン水溶液 | $Cu_2O$ |
| 7 | シュワイツァー試薬 | $Ag$ |
| 8 | フェーリング液 | $Ag$ |
| 9 | ニンヒドリン水溶液 | $Ag$ |

問3　　下線部で生じた単糖 300 g を発酵させたところ、完全にエタノールと二酸化炭
　　　　素に分解された。このとき生じたエタノールの質量〔g〕として、最も近い値を
　　　　選べ。ただし、この単糖は水和物を含まないものとする。
　　　　　　　　　　　　　　　　　　　　　　　　　　　　　〔解答番号　21 〕

　　　　1.　38　　　2.　76　　　3.　95　　　4.　153　　　5.　190　　　6.　309

# 英　語

## 解答　30年度

### Ⅰ

〔解答〕

1. 1
2. 3
3. 4
4. 3
5. 3
6. 2
7. 2
8. 3

〔出題者が求めたポイント〕

1. aspects「諸側面」。design「設計」。movement「動き」。posts「地位、立場」。
2. take by 「 を不意打ちする」。take on 「 を引き受ける、雇う」。get by「何とかやっていく」。get on ～「～に乗る」。
3. 形容詞の pointless を修飾するので、副詞の seemingly が正解。
4. 「パーティに遅刻した」の意味なので、「現れた」の turned up が正解。
5. 空所は、文と文の間なので接続詞が入る。「いったん ～すると」の意味の once が正解。
6. cheerfully「明るく」。firmly「固く」。highly「高く」。steadily「着実に」。
7. immigrate ～「～を移住させる」。promote ～「～を促進する」。reproduce ～「～を再生する」。terminate ～「～を終わらせる」。
8. if she had known という仮定法の文が if 省略のために倒置がおきている。

〔問題文訳〕

1. 行政官たちは日本の公教育の諸側面を改革すべく、さらに大胆な努力をしようとしている。
2. 保育園職員として、私は何とか暮らしている。もっと高い給料は欲しいけれど。
3. この仕事の最も困難な部分は、長く、退屈で、表面上は無意味な会議だった。
4. 我々はパーティに遅刻したので、バンドはすでに演奏を始めていた。
5. 地域社会に基盤をおく組織によって、いったん腐敗が明らかにされると、その政治家の犯罪を隠すためにできることは何もなかった。
6. 彼は、自分と同僚が、いつの日かノーベル化学賞をとると固く信じている。
7. 今日スマートフォンは、自己学習を促進するために使える強力な学習ツールと見なされる。
8. ティムが家に来ると知っていたなら、キャシーはパーティには行かなかっただろう。

### Ⅱ

〔解答〕

1. 3
2. 2
3. 3
4. 1

〔出題者が求めたポイント〕

1. commencement「卒業式」。ceremony「儀式」。convention「慣習、集会」。graduation「卒業式」。solemnity「厳粛さ」。
2. persistent「持続的な」。altered「変えられた」。continued「継続した」。preceding「先行する」。unsteady「不安定な」。
3. discern「差異を区別する」。anticipate ～「～を予測する」。concrete「固まる」。distinguish「区別する」。overlook ～「～を見落とす」。
4. prolonged「長引く」。continual「継続的な」。dragging「のろのろした」。longing「憧れの」。substantial「実体がある」。

〔問題文訳〕

1. 学長は昨日の卒業式で、すばらしい演説をした。
2. 抗生剤は 20 世紀の驚くべき薬だ。しかし、持続的かつ不適切に使用すると、細菌が抵抗力を進化させる。
3. 私の娘は善悪の区別がつくほどかしこい。
4. 長期の睡眠不足は、心臓病、高血圧、体重増加などの深刻な病状をもたらすことがある。

### Ⅲ

〔解答〕

1. 1
2. 2
3. 4

〔出題者が求めたポイント〕

1. 文意から、接続詞の Since は Though(または Although)に変える必要がある。
2. raise は increase が適切。
3. 「来週までに」は by next week が適切。

〔問題文訳〕（間違いを訂正したもの）

1. エミリーは何も返答しなかったが、彼女の表情は上司の決定を認めていないことを示していた。
2. 我々は、新興の意欲的な会社と競争するために、広告予算を大幅に増加させることが不可欠だ。
3. これらの文書は、来週までに準備されることが求められる。

### Ⅳ

〔解答〕

1. 3
2. 4

3.　1
〔出題者が求めたポイント〕
[選択肢訳]
1.
　　1.　全く見当もつかない。
　　2.　恥を知れ。
　　3.　かわいそうに。
　　4.　それは無駄な同情だ。
2.
　　1.　大丈夫！
　　2.　いくら感謝してもしきれない。
　　3.　冗談でしょ！
　　4.　ひとつ借りができた。
3.
　　1.　きまりが悪い、
　　2.　(下品なので) 口に出すのがはばかられる、
　　3.　見込みが全くない、
　　4.　これは役に立たない、
〔問題文訳〕
1.　A：おや、ジョン、どうしたの？　ロブスターみた
　　　　いだよ。
　　B：うん、昨日海岸に行って、日焼けしたんだ。今
　　　　とっても痛いよ。
　　A：かわいそうに。この薬を試してごらん。ものす
　　　　ごく効くよ。
2.　A：なんてこった！　管理事務所から書類を取って
　　　　くるのを忘れた。
　　B：こうしよう。僕が君のために取ってきてあげる
　　　　よ。あのビルに用事があるから。
　　A：ひとつ借りができたね。
3.　A：あなたの血液サンプルを取らせてもらいます。
　　B：きまりが悪いのですが、私は針が怖いのです。
　　A：大丈夫ですよ。このベッドに横になってくださ
　　　　い。痛いかも知れませんが、ちょっとだけです。
　　　　オッケー！　全て終わりました。

**Ⅴ**
〔解答〕
(A)
　ア　1
　イ　4
　ウ　3
(B)
　エ　2
　オ　3
　カ　1
〔出題者が求めたポイント〕
(A)
ア　affect ～「～に影響を及ぼす」。effect「影響 (名詞)」。
　　interact ～「～と相互に影響しあう」。reflect ～「～
　　を反射する」。
イ　additionally「加えて」。furthermore「さらに」。

regardless「無頓着な」。therefore「したがって」。
ウ　consume ～「～を消費する」。create ～「～を作る」。
　　destroy ～「～を破壊する」。preserve ～「～を保存
　　する」。
(B)
エ　fund ～「～に資金供給する」。generate ～「～を生
　　む」。spend ～「～を使う、費やす」。vend ～「～を
　　売り歩く」。
オ　list に載るという文脈なので、on が適切。
カ　too を強調する副詞は、far が適切。
〔全訳〕
(A)
　　ハチミツは、地球上で最も古い甘味料の 1 つであり、
成人用の用途だけでなく、多くの健康上の利点がある。
しかし、赤ちゃん、特に 1 歳未満の子供にとっては危険
だ。ハチミツの中にボツリヌス菌の芽胞が含まれる可能
性があり、毒素を生成して幼児に死をもたらすことがあ
るからだ。それが 1 歳未満の子供に影響を及ぼし、ほと
んどの症例では、6 週間から 6 ヶ月の乳児が罹患してい
る。赤ちゃんの腸は、細菌と戦うことができるほど十分
発達していない。したがって、生や調理済み製品を含む、
あらゆる形態のものを乳児に与えるべきではない。1 歳
以上になると、赤ちゃんはボツリヌス菌の芽胞を破壊で
きるので、ハチミツはよちよち歩きの小児にも年長の子
供にとっても安全になる。
(B)
　　オセルタミビルは約 20 年前に米国食品医薬品局
(FDA) によって抗ウイルス薬として承認された。この
薬は、インフルエンザ A およびインフルエンザ B を治
療および予防するために使用されており、世界中で 180
億ドル以上の売上を生み出してきた。これは、合併症、
病院入院、死亡率を減少させると考えられていた。しか
し、世界保健機関 (WHO) は 2009 年から必須医薬品リ
ストにオセルタミビルを載せてきたが、FDA は有効性
の証拠はないと結論付けた。今般、WHO は証拠を検討
した後、「中核的」薬剤から「補助的」薬剤に格下げす
ることを決定したが、専門家はそれが遅すぎると主張し
ている。

**Ⅵ**
〔解答〕
1.　4
2.　1
3.　4
〔出題者が求めたポイント〕
1.　次のどれが第 1 段落の下線を引いた単語に最も意味
　　が近いか。
　　1.　制御可能な
　　2.　無害の
　　3.　害にならない
　　4.　伝染性の
2.　次のどれが文中に記載されていないか。

1. 麻疹ワクチン接種を受けた人々は、ウイルスに感染した人と一緒に時を過ごしても病気に感染しない。
2. 麻疹は1週間以上、感染した人の咳やくしゃみによって感染する可能性がある。
3. 麻疹はたまに、海外に行って偶然病気にかかった旅行者によって米国に持ち込まれる。
4. 麻疹の流行が、麻疹の予防接種に反対する人々の地域で起こった。

3.　　A　　に入れる最善の文章はどれか。
1. 保健当局は混合ワクチンの必要性について教育される必要がある。
2. ソマリア人の子供たちは、MMRワクチンを完全に無料で入手できるようになるべきだ。
3. ソマリア人の親は、子供にこれら3つの病気の予防接種を受けさせないと、処罰されるかもしれない。
4. 保健当局は、このような流行が再び起こらないよう、ワクチンの信頼性を取り戻すための対策を講じている。

〔全訳〕

麻疹は、ウイルスに起因する伝染性の高い子供の病気だ。ワクチン接種を受けていない人々の90%が、罹患した人の近くにいると、麻疹に感染してしまうかもしれないと言われている。それは、高熱、喉の痛み、咳、鼻水、赤い目を含む全身の皮膚の発疹やインフルエンザのような症状を引き起こす。呼吸障害や脳の腫脹を引き起こす可能性があるため、幼児の主要な死因の1つであることが知られている。米国ではまれだが、毎年世界中で2千万件が報告されている。

この病気は、麻疹患者が咳やくしゃみをして、空中に噴霧されるウイルス感染した体液を吸い込むか、あるいはそれに直接触れるとき拡散する。ウイルスに触れた人は、8～10日間症状を示さないことがある。感染した人は、発疹が出現する4日前から約4日後まで、約8日間、他人にこの病気をうつす可能性がある。

広範囲にわたる予防接種の結果、2000年に麻疹は米国から排除されたとの宣言が出された。それは、12ヶ月以上にわたって、連続した疾患の伝染が確認されなかったことを意味した。しかし、米国では平均して1年に約60例の麻疹が発生しており、そのほとんどは国外起源のものだ。2015年には、カリフォルニア州のディズニーランド関連で、多数の多発性麻疹が発生した。1月1日から7月15日までに、13州の117人が麻疹に罹ったと報告された。これらの人々は、主に対ウイルス予防接種を受けていない人だった。この流行は、海外で麻疹に感染し、その後遊園地を訪れた旅行者から始まった可能性が高い。

2017年夏、ミネソタ州ミネアポリス市のソマリア系アメリカ人コミュニティで麻疹が流行した。50例のうち少なくとも45例が小児であり、麻疹に対して予防接種を受けていなかった。全ての子供に麻疹、おたふく風邪、風疹(MMR)の混合ワクチン投与を推奨しているが、

多くのソマリア人の親はMMRワクチンが特定の発達障害を引き起こすと思っている。保健当局は、このような流行が再び起こらないよう、ワクチンの信頼性を取り戻すための対策を講じている。

## Ⅶ

〔解答〕
1. 4
2. 2
3. 3

〔出題者が求めたポイント〕
1. 第2段落の空所に入れるのに最も適切な単語は次のどれか？
1. ～によれば
2. ～を助けるために
3. ～の代理として、代表して
4. ～のおかげで

2. この文によれば、EVOOについては次のどれが正しくないか？
1. それは人が新しいものを学び、覚えるのに役立つ。
2. それは脳内の毒を分解するのに役立つ。
3. それは不幸や悲惨な気持ちと戦うのに役立つ。
4. それは日光に起因する傷ついた肌を癒すのに役立つ。

3. この文によれば、次のどれが正しいか？
1. 地球上の全主要栄養素である脂肪、タンパク質、炭水化物の中で、脂肪が最も重要である。
2. ダイエットしたマウスは、EVOOダイエットをしなかったマウスよりも脳内の毒は少なかった。
3. 腫瘍の発生は、EVOOに関しては他の脂肪と比べて少ない。
4. 認知症を患う患者の数は、20年間にわたって毎年2倍化するだろう。

〔全訳〕

脂肪は、タンパク質と炭水化物とともに、必要なエネルギーを体に提供する主要栄養素と呼ばれる3つの必須化学物質の1つである。それは健康な食事の重要な部分であり、いくつかのビタミンが体に吸収されるために必要で重要な栄養素だ。適切な種類の食物脂肪を、適切な量摂取することは、様々な疾患発症のリスクを低減する最も重要な要因の1つだ。ナッツ、アボカド、オリーブオイルの脂肪は健康的な脂肪とみなされ、人々がストレスに対処し、気分の変化に対処し、体重をコントロールするのに役立つ。健康的な脂肪の中で、エキストラバージンオリーブオイル(EVOO)は地球上で最も健康的な脂肪として学術的な注目を集めている。多くの研究により、EVOOはポリフェノール、オメガ-3およびオメガ-6脂肪酸、ビタミンEおよびKを含有しているため、心臓、脳、皮膚および骨の健康に有益であることが明らかにされている。

EVOOは骨の石灰化を改善するのに役立ち、より健康で強靭な骨の構築を助ける。EVOO、全粒粉、魚、

果物、野菜の豊富な食事がメタボリックシンドロームを予防し、心臓病のリスクを低下させ、Ⅱ型糖尿病のリスクを低下させることが数多くの研究で示唆されている。さらに、オリーブオイルが豊富な食事は、人々がうつ病のような精神病疾患にかかるのを防ぐこともできる。また、太陽露出による皮膚損傷を修復し、危険な皮膚がんを予防する。皮膚がんに加えて乳がんは、女性にとって最も一般的なタイプのがんだ。ある研究によれば、EVOO は他の脂肪よりも関連する腫瘍リスクが低いということが一貫して証明された。それは、発生率、増殖および成長の全体的な減少を意味する。EVOO のおかげで、乳がんのリスクは 61 ％減少した。

　2017 年、新しい研究が示すところによると、EVOO は脳が適切に機能しなくなるのを防ぐ可能性がある。フィラデルフィアのある大学の研究者は、EVOO は記憶力と学習能力に良い影響を与え、アルツハイマー病の徴候である脳内の毒の形成を減少させると述べた。彼らは研究で、マウスを 2 つのグループに分け、一方のグループには EVOO を含む食事を、他方のグループには含まない食事を割り当てた。研究チームのリーダーによれば、EVOO を豊富に含む食物を摂取したマウスの脳細胞は、毒性レベルが低かった。

　『世界アルツハイマーレポート 2015』は、2030 年までに認知症の患者数が 7500 万人超にまで増加し、20 年ごとに 2 倍になることを示した。さらに、2018 年における認知症の地球全体の総推定コストは 1 兆ドルになる。できるだけ早急に、効果的かつ手ごろな治療法を開発する必要がある。地球上で最も健康的な脂肪である EVOO は、さまざまな疾患のリスクを軽減する潜在的な有用性を持つ。

# 数　学

## 解答

### 30年度

推　薦

## 一

〔解答〕

(1)

| 1) | 2) | 3) | 4) | 5) |
|---|---|---|---|---|
| 1 | 7 | 2 | 8 | 5 |

(2)

| 6) | 7) |
|---|---|
| 2 | 4 |

〔出題者が求めたポイント〕

(1) 対称式を用いた変形

$x^2+y^2=(x+y)^2-2xy$,

$x^3+y^3=(x+y)^3-3xy(x+y)$ を利用

(2) 必要条件と十分条件

反例が1つでもあればその命題は偽である

〔解答のプロセス〕

(1) $a+b=2\sqrt{5}$, $ab=3$ だから,

$\quad a^2+ab+b^2=(a+b)^2-ab=17$ …(答)

$\quad a^3+a^2b+ab^2+b^3$

$\quad =a^3+b^3+ab(a+b)$

$\quad =(a+b)^3-3ab(a+b)+ab(a+b)$

$\quad =(a+b)^3-2ab(a+b)$

$\quad =28\sqrt{5}$ …(答)

(2) $cd=0\Rightarrow c^2+d^2=0$ は偽　(反例：$c=1$, $d=0$)

$\quad c^2+d^2=0\Rightarrow cd=0$ は真

よって, 必要条件であるが十分条件ではない …(答)

$\quad c^2>d^2\Rightarrow c>d$ は偽　(反例：$c=-1$, $d=0$)

$\quad c>d\Rightarrow c^2>d^2$ は偽　(反例：$c=0$, $d=-1$)

よって, 必要条件でも十分条件でもない …(答)

## 二

〔解答〕

(1)

| 8) | 9) |
|---|---|
| 1 | 4 |

(2)

| 10) | 11) | 12) |
|---|---|---|
| 9 | 1 | 0 |

〔出題者が求めたポイント〕

(1) 不定方程式

　(　)×(　)＝数 の形を作る

(2) メネラウスの定理

　△ABC と線分 PQ でメネラウスの定理を利用する

〔解答のプロセス〕

(1) $\dfrac{3}{a}+\dfrac{4}{b}=\dfrac{12}{ab}-1$ より, $3b+4a=12-ab$

整理すると, $ab+3b+4a=12$ より

$b(a+3)+4a+12-12=12$ だから

$\quad b(a+3)+4(a+3)=24$

よって, $(a+3)(b+4)=24$

ここで, $a$, $b$ は整数だから $a+3$, $b+4$ も整数である。

ゆえに,

$\quad (a+3,\ b+4)$

$\quad =(1,\ 24),\ (2,\ 12),\ (3,\ 8),\ (4,\ 6)$

$\quad\quad (6,\ 4),\ (8,\ 3),\ (12,\ 2),\ (24,\ 1)$

$\quad (-1,\ -24),\ (-2,\ -12),\ (-3,\ -8),\ (-4,\ -6)$

$\quad (-6,\ -4),\ (-8,\ -3),\ (-12,\ -2),\ (-24,\ -1)$

$a\neq 0$, $b\neq 0$ なので(3, 8), (6, 4)を除く。

したがって, 14個 …(答)

(2) △ABC と線分 PQ でメネラ
ウスの定理を用いると,

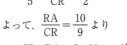

$\quad \dfrac{QC}{BQ}\times\dfrac{RA}{CR}\times\dfrac{PR}{AP}$

$\quad =\dfrac{3}{5}\times\dfrac{RA}{CR}\times\dfrac{3}{2}=1$

よって, $\dfrac{RA}{CR}=\dfrac{10}{9}$ より

$\quad CR:RA=9:10$ …(答)

## 三

〔解答〕

(1)

| 13) | 14) | 15) |
|---|---|---|
| 0 | 1 | 3 |

(2)

| 16) | 17) | 18) | 19) | 20) | 21) | 22) |
|---|---|---|---|---|---|---|
| 6 | 2 | 1 | 4 | 2 | 2 | 4 |

〔出題者が求めたポイント〕

(1) 指数方程式

　$2^x=t(t>0)$ とおいて 3次方程式を解く

(2) 加法定理, 解と係数の関係, 面積

　解と係数の関係を用いて, $a$, $b$ の値を求める

〔解答のプロセス〕

(1) $2^{1-x}=2\cdot 2^{-x}=\dfrac{2}{2^x}$,

$\quad 2^{2(2-x)}=2^{4-2x}=2^4\cdot 2^{-2x}=\dfrac{16}{2^{2x}}=\dfrac{16}{(2^x)^2}$ だから,

$\quad 2^x=t(t>0)$ とおくと, $t+13\cdot\dfrac{2}{t}-\dfrac{16}{t^2}-11=0$

整理すると, $t^3-11t^2+26t-16=0$

よって, $(t-1)(t-2)(t-8)=0$ より,

$\quad t=2^x=1,\ 2,\ 8$

したがって, $x=0,\ 1,\ 3$ …(答)

(2) $y=x^2+ax+b$ と $x$ 軸との交点の $x$ 座標は,

$x^2+ax+b=0$ の解だから, 解と係数の関係より,

$\cos\dfrac{5}{12}\pi+\sin\dfrac{5}{12}\pi=-a$, $\cos\dfrac{5}{12}\pi\cdot\sin\dfrac{5}{12}\pi=b$

加法定理より,

$\quad \sin\dfrac{5}{12}\pi=\sin\left(\dfrac{\pi}{4}+\dfrac{\pi}{6}\right)=\dfrac{\sqrt{6}+\sqrt{2}}{4}$

$\quad \cos\dfrac{5}{12}\pi=\cos\left(\dfrac{\pi}{4}+\dfrac{\pi}{6}\right)=\dfrac{\sqrt{6}-\sqrt{2}}{4}$

よって, $a=-\dfrac{\sqrt{6}}{2}$, $b=\dfrac{1}{4}$ …(答)

求める面積を $S$, $\sin\dfrac{5}{12}\pi=\alpha$, $\cos\dfrac{5}{12}\pi=\beta$ とおくと,

$\quad S=\displaystyle\int_\alpha^\beta -(x^2+ax+b)dx$

$$= \frac{1}{6}\left(\frac{\sqrt{6}+\sqrt{2}}{4} - \frac{\sqrt{6}-\sqrt{2}}{4}\right)^3$$

よって，$S = \dfrac{\sqrt{2}}{24}$　…(答)

## 四

〔解答〕

(1)

| 23) | 24) | 25) | 26) | 27) |
|---|---|---|---|---|
| 7 | 8 | 8 | 0 | 3 |

(2)

| 28) | 29) | 30) | 31) | 32) | 33) |
|---|---|---|---|---|---|
| 9 | 2 | 5 | 1 | 3 | 2 |

〔出題者が求めたポイント〕

(1)　等差数列

　　第8項と第16項から連立方程式を作る

(2)　ベクトルの成分計算

　　$x$ 成分，$y$ 成分，$z$ 成分をそれぞれ比較する

〔解答のプロセス〕

(1)　初項を $a_1$，公差を $d$ とおくと，

$$a_8 = a_1 + 7d = 28, \quad a_{16} = a_1 + 15d - 59$$

よって，$a_1 = \dfrac{7}{8}$　…(答)

$d = \dfrac{31}{8}$ だから，

$$a_{208} = \frac{7}{8} + \frac{31}{8} \cdot (208 - 1) = 803 \quad \cdots(答)$$

(2)　関係式より，

$$(3, -2, 4) = a(-3, 1, 2) + b(2, 0, -1)$$
$$+ c(-1, 1, 0)$$

よって，

$$(3, -2, 4) = (-3a + 2b - c, \ a + c, \ 2a - b)$$

成分を比較すると，$a = \dfrac{9}{2}$, $b = 5$, $c = -\dfrac{13}{2}$　…(答)

# 化　学

解答　30年度

## 一

**〔解答〕**

1 ③，⑤，⑧　2 ④　3 ②，③，⑥，⑨

**〔出題者が求めたポイント〕**

物質の分類，結合，極性

「すべて」とあるので，1つ1つ全て正確に検証していくこと。

**〔解答のプロセス〕**

問1　単体ではない，ということは化合物である，ということである。

問2　選択肢の中で共有結合でないのは，イオン結合の NaCl のみ。HCl は水に溶けてイオンになるが，結合は共有結合である。

問3　結合に極性があり，分子全体でそれが打ち消されないものを選ぶ。分子構造を知らないと②の $H_2S$ はわかりにくいが，極性分子は極性溶媒に，無極性分子は無極性溶媒に溶けやすい（例外もある）ので，水に溶けるか否かを足がかりにしてもよい。

## 二

**〔解答〕**

4 ⑥　5 ⑧　6 ②

**〔出題者が求めたポイント〕**

溶解平衡

平易。ここで足をとられないように注意。

**〔解答のプロセス〕**

問1　ア　正しい。

イ　溶解度積が大きい＝溶存できるイオンが多い＝溶けやすい。誤りである。

ウ　共通イオン効果のこと。正しい。

エ　一般に，固体の溶質は温度が上がれば多く溶けるようになることが知られている。これは難溶性の塩でも変わらない。

問2　$BaSO_4 \rightleftarrows Ba^{2+} + SO_4^{2-}$

溶質として $BaSO_4$ のみが存在する場合，

$[Ba^{2+}] = [SO_4^{2-}]$ となるから，

$$[Ba^{2+}] = \sqrt{K_{sp}} = 1.0 \times 10^{-5}(mol/L)$$

問3　$[SO_4^{2-}] = 1.0 \times 10^{-2}$ とみなせるので，

$$[Ba^{2+}] = \frac{K_{sp}}{[SO_4^{2-}]} = 1.0 \times 10^{-8}(mol/L)$$

## 三

**〔解答〕**

7 ①　8 ①　9 ②

**〔出題者が求めたポイント〕**

物性一般

---

**〔解答のプロセス〕**

問1　ア　NaCl は常温で固体，$NH_3$ は気体である。正しい。

イ　どちらも価数1のイオン結合なので，イオン半径を比較すればよい。イオン半径の大きい $K^+$ の方が，クーロン力は小さくなる（※）ので，KCl の方が融点は低い。誤り。

$$\left( \begin{array}{l} ※クーロン力は F = \varepsilon \dfrac{Q \cdot q}{r^2} で与えられ，2つ \\ の電荷の間の距離 r の2乗に反比例する。 \end{array} \right)$$

ウ　$F_2$ の沸点は $-188℃$，HCl は $-85.05℃$ で，HCl の方が高い。誤り。

エ　分子量を比較する。分子量の小さい $CH_4$ の方が沸点は低い。誤り。

問2　ア　$PV = nRT$ に完全に従うものを理想気体という。正しい。

イ　理想気体には，体積と分子間力がない。質量はあるので，誤り。

ウ　温度が低いと，実在気体は凝縮するため，理想気体の挙動から外れる。誤り。

エ　ウと同様，高圧にすれば実在気体は凝縮する。誤り。

問3　ア　六方最密充填構造では，単位格子中の原子は2つで，面心立方格子では4つである。誤り。

イ　両者ともに12で，最密構造。正しい。

ウ　体心立方格子は最密構造ではないので，充填率は低い。

エ　両者ともに最密構造で，充填率は全く一緒。

## 四

**〔解答〕**

10 ④　11 ⑦　12 ①

**〔出題者が求めたポイント〕**

熱化学方程式・ヘスの法則

正負の符号に注意。計算がミスしやすいところ以外は，難しいポイントはない。

**〔解答のプロセス〕**

問1

$$\begin{array}{l} 2C(黒鉛) + 2O_2(気) = 2CO_2(気) + 394 \times 2kJ \\ 2H_2(気) + O_2(気) \;\;= 2H_2O(液) + 286 \times 2kJ \\ +)\;-C_2H_4(気) - 3O_2(気) = -2CO_2(気) - 2H_2O(液) - 1411kJ \\ \hline 2C(黒鉛) + 2H_2(気) = C_2H_4(気) - 51kJ \end{array}$$

問2

$$\begin{array}{l} 3C(黒鉛) + 3O_2(気) = 3CO_2(気) + 394 \times 3kJ \\ 4H_2(気) + 2O_2(気) \;\;= 4H_2O(液) + 286 \times 4kJ \\ +)\;-3C(黒鉛) - 4H_2(気) = -C_3H_8(気) - 105kJ \\ \hline C_3H_8(気) + 5O_2(気) = 3CO_2(気) + 4H_2O(液) + 2221kJ \end{array}$$

問3

$$-CH_3OH(気) - \frac{3}{2}O_2(気) = -CO_2(気) - 2H_2O(液) - 726kJ$$

$$C(黒鉛) + O_2(気) = CO_2(気) + 394kJ$$

$$+\,)\;2H_2(気) + O_2(気) = 2H_2O(液) + 286 \times 2kJ$$

$$C(黒鉛) + 2H_2(気) + \frac{1}{2}O_2(気)$$

$$= CH_3OH(気) + 240kJ$$

## 五

〔解答〕

13 ⑤　14 ⑦　15 ③と④

〔出題者が求めたポイント〕

アンモニアソーダ法，炭酸ナトリウム

〔解答のプロセス〕

図を埋めると，以下のようになる。

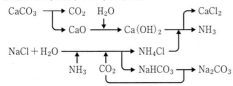

H から I を作るときに B が放出され，これが H の原料にもなっていることに気付くと早い。

問3　1　水溶液から作られるのは，10 水和物

2　10 水和物は風解性をもつ。

3　強酸を加えると弱酸の遊離により $CO_2$ を発生させる。正しい。

4　NaOH を空気中に放置すると，潮解性によりドロドロの溶液になった後 $CO_2$ と反応して炭酸ナトリウムを生成する。

5　誤り。

## 六

〔解答〕

16 ③　17 ②と⑤　18 ⑧

〔出題者が求めたポイント〕

油脂

硬化油，乾性油についての知識がないと解けない。分からないときは，この大問よりは他の問題に時間を使った方がよい。

〔解答のプロセス〕

問1　選択肢のうち，ステアリン酸が飽和脂肪酸，オレイン酸が不飽和脂肪酸である。液体の植物油に Ni 触媒などで水素を付加したものが硬化油であり，水素付加なのでこれは還元である。

問2　二重結合を多く含む油脂を乾性油という。二重結合が酸化されることで,固体へと変化する性質をもつ。

1　ヨウ素価は，油脂のもつ二重結合の数の指標である。正しい。

2　アマニ油は乾性油，大豆油は半乾性油で，どちらも空気中の酸素と反応して固化する。誤り。

3　正しい。

4　空気中の酸素と反応して固化する性質を用いて，塗料に用いられている。正しい。

5　誤り。

問3　けん化価 300 の油脂 1kg と反応する KOH は 300g なので，これを NaOH に換算すればよい。

$$300 \times \frac{40}{56} = 214.7 \cdots [g]$$

## 七

〔解答〕

19 ②と⑦　20 ⑤　21 ④

〔出題者が求めたポイント〕

糖

計算も平易。ここまで確実に取りに行く。

〔解答のプロセス〕

問1　デンプンは $\alpha$-グルコースの多糖，ショ糖はグルコースとフルクトースからなる二糖である。

問2　ア，イでは糖の還元性を調べているので，銀鏡反応かフェーリング反応を選べばよい。

問3　発酵によりエタノールの生成する反応は

$$C_6H_{12}O_6 \longrightarrow 2C_2H_5OH + 2CO_2$$

分子量 180　　　　分子量 46×2

以上から，

$$\frac{300}{180} \times (46 \times 2) = 153.33 \cdots$$

平成29年度

問　題　と　解　答

# 英 語

## 問題 29年度

Ⅰ．次の英文の（　　　）に入る語句として最も適切なものを、それぞれ1から4の中から1つ選び、その番号をマークしなさい。　【解答番号　1　～　8　】

1. He was offered a good position, but he decided to (　　　) it down as he wanted to stay with his family.
   1. take
   2. put
   3. get
   4. turn 　　1

2. After five consecutive years of declining sales, the company was forced to (　　　) bankruptcy.
   1. become
   2. declare
   3. go
   4. state 　　2

3. These days (　　　) of our students work part time to pay their school fee.
   1. almost
   2. most
   3. each
   4. any 　　3

4. Could you possibly (　　　) me some money until I get paid next week?
   1. borrow
   2. lone
   3. lend
   4. rent 　　4

5. Count how many (　　　) your heart beats.
   1. often
   2. frequencies
   3. times
   4. periods 　　5

6. Hurry up! Our train (　　　). We can't miss it.
   1. leaves
   2. will be leaving
   3. is going to leave
   4. left 　　6

7. I was caught (　　　) a shower, so I had to run to the station.
   1. in
   2. from
   3. by
   4. with 　　7

8. The secretary put a document, (　　　) as Confidential, into her briefcase and left the office in a hurry.
   1. checked
   2. classified
   3. endorsed
   4. written 　　8

Ⅱ. 次の各英文の下線部の単語に最も近い意味を表すものを、それぞれ1から4の中から1つ選び、その番号をマークしなさい。　【 解答番号　9　～　12　】

1. Martha has always been the quintessence of high fashion, so I was stunned when I saw her wearing an old pair of jeans and a ragged T-shirt.
   1. a good example　　　　　　2. a stylish girl
   3. the same kind　　　　　　　4. up-to-date

   9

2. You will have to turn him in if you actually catch him selling illegal drugs.
   1. provide shelter to him　　　2. persuade him
   3. report him to the police　　4. deceive him

   10

3. A number of people were taken in by the talk of the sales representative.
   1. confused　　　　　　　　　2. deceived
   3. stimulated　　　　　　　　　4. provoked

   11

4. Two of us were prevailed upon to go to the airport to see off our former colleague.
   1. encouraged　　　　　　　　2. invited
   3. persuaded　　　　　　　　　4. recognized

   12

Ⅲ. 次の各英文で間違っている箇所を、それぞれ1から4の中から1つ選び、その番号をマークしなさい。　【 解答番号　13　～　15　】

1. My family will be moving into a new built housing complex sometime next month
   　　　　　　　　1　　　　　　　　2　　　　　　　　　　　　3
   at the earliest.
   　4

   13

2. Famous for his long complicating sentences, the novelist finally finished writing
   　1　　　　　　　　　2　　　　　　　　　　　　　　　　　　　　　3
   a story about a homeless person's life and received a literary award.
   　　　　　　　　　　　　　　　　　　　　　　　　　　　　4

   14

3.　Because the pharmaceutical company exceeded <u>its</u> sales target <u>this year</u>, it is
　　　　　　　　　　　　　　　　　　　　　　　　　　　1　　　　　　　　　　　2

considering <u>to build</u> <u>a new</u> factory in China.
　　　　　　　　3　　　　　4

| 15 |
|---|

Ⅳ．次の A と B の会話が自然な流れとなるように、(　　　　　　)の中に入る語句として
最も適切なものを、それぞれ 1 から 4 の中から 1 つ選び、その番号をマークしなさい。

【 解答番号 | 16 | ～ | 18 | 】

1.　A:　Mr. Brown, I am concerned about the fact that you continue to smoke even
　　　　though you have asthma*.

　　B:　I feel all right.

　　A:　That's great.　(　　　　　　　).　However, over time, cigarette smoking will
　　　　continue to damage your lungs, and your breathing will become difficult.
　　　　Also, smoking puts you at greater risk for other illnesses.

　　asthma*　喘息

　　　1.　I'm glad you do

　　　2.　I wish you did

　　　3.　I suppose you will

　　　4.　I expect you will

| 16 |
|---|

2.　A:　I have a terrible headache, Doctor.

　　B:　(　　　　　　)

　　A:　Well, I have been quite healthy and never had a problem of any kind.　Could
　　　　you give me some medicine to relieve this pain?　I can't stand it.

　　B:　Okay.　I will prescribe something special.

　　A:　Thank you.　I hope it will work for me.

　　　1.　How long have you had that pain?

　　　2.　When did it start?

　　　3.　Did you take any medicine?

　　　4.　Have you had a headache like this before?

| 17 |
|---|

3. A: How's your yoga class?

B: It's great. I feel refreshed and can focus on my studies much better these days.

A: Do you think I should do it?

B: (          )

　1. Why not?

　2. It doesn't matter.

　3. How do you say?

　4. What's wrong?

18

Ⅴ．次の英文の空欄に入る語として最も適切なものを、それぞれ1から4の中から1つ選び、その番号をマークしなさい。

【 解答番号  19  ～  24  】

(A) When food sits out in warm weather, microbes* on the food start to multiply. If people eat food with too  ア  of these germs, they risk getting sick. The cold temperature inside a refrigerator stops most microbes from growing. A long time ago, when those appliances weren't available, they had chilly peppers, which can slow or stop microbial* growth.  イ  refrigerators, people living in most hot parts of the world developed a taste for spicy foods such as hot Indian curries and fiery* Mexican tamales*. This preference emerged over time. People who ate spicy food tended to get sick  ウ  often. In time, these people would be more likely to raise healthy families. This led to populations of hot-spice lovers. People who came from cold parts of the world tended to stick to blander recipes. They didn't need those spices to keep their food safe.

microbe(s)* 微生物, 病原菌　　　microbial* 微生物の　　　fiery* 焼け付くような
tamales* タマーリ（メキシコ料理の一つ）

| ア | 1. much | 2. many | 3. little | 4. few | 19 |
| イ | 1. For | 2. With | 3. Before | 4. After | 20 |
| ウ | 1. more | 2. less | 3. even | 4. quite | 21 |

(B)　Listening and empathetic responding skills may be the most valuable for health care providers in developing trust with their patients.　Listening is hard work.　It takes effort.　It is an active process, while hearing is ［　エ　］.　The greatest barrier to true listening may be our tendency to judge or evaluate the communication, problem, or feelings of the other person.　Understanding is different from the evaluation of rightness or wrongness, goodness or badness.　To truly listen we must temporarily withhold our judgment.　The focus of true listening is not so much on the correctness of an idea that is expressed.　The idea is ［　オ　］ subjective, not absolute.　With listening, the focus shifts from ideas to the feelings used to express those ideas – the commitment to the ideas.　［　カ　］ true listening is about: seeing an idea from the other's perspective.

エ　1. regular　　　2. passive　　　3. typical　　　4. easy　　　　　　| 22 |

オ　1. rather　　　2. very　　　3. much　　　4. yet　　　　　　　　　| 23 |

カ　1. That is where　2. This is how　3. That is why　4. This is what　| 24 |

Ⅵ.　次の英文の段落には、取り除いた方がよい文が 1 つずつある。取り除く文として最も適切なものをそれぞれ 1 から 4 の中から 1 つ選び、その番号をマークしなさい。

【　解答番号　| 25 | ～ | 27 | 】

(A)　Vitamin C is an essential component in the body's production of collagen* and known as a long-established skincare ingredient that can help you achieve younger and healthier skin.　₁ Taking vitamin C orally can enhance the effectiveness of sunscreen products that are directly applied to your skin for protection from the sun's harmful UV rays.　₂ Vitamin C reduces cell damage and aids the healing process of bodily wounds.　₃ However, a high vitamin C intake may cause some undesirable effects on the body.　₄ Vitamin C supplements are generally regarded safe in recommended amounts, but fruits and vegetables are still the best sources of vitamin C.　Applying vitamin C lotion or cream directly to the skin, however, is far more effective than taking it orally.　Some researchers say that simply applying it for three days is enough to achieve desirable levels of regeneration in the skin.

collagen*　コラーゲン

| 25 |

(B)  Okra is a flowering, seed pod plant known as "ladies fingers."  When okra is cooked, it produces a kind of mucilaginous* slime.  Okra is a popular health food due to its high fiber, vitamin C and folate* content.  ₁ It is also known for being high in antioxidants*.  ₂ Its geographical origin seems to be West Africa, Ethiopia or South Asia.  ₃ It is a good source of calcium and potassium*.  ₄ Greenish-yellow edible okra oil, pressed from okra seeds, is high in unsaturated fats*.

mucilaginous*  ねばねばする        folate*  葉酸        antioxidant(s)*  抗酸化物質
potassium*  カリウム        unsaturated fat(s)*  不飽和脂肪

26

(C)  Today, it is estimated that more than nine billion devices in the world are connected to the Internet.  ₁ Getting connected is essential in improving people's living standards.  ₂ However, half of the world's population is still not connected to the Internet.  ₃ In the country with the world's highest household broadband access, almost 99% of homes are connected.  ₄ Therefore, both the private and public sectors need to cooperate in bringing the Internet to remote and developing regions of the world.  Better economic growth in the developing world may be achieved by increasing Internet access.  So, stronger efforts by the governments in those regions are necessary.

27

Ⅶ. 次の英文を読み、3つの設問に対して最も適切な答えをそれぞれ1から4の中から
1つ選び、その番号をマークしなさい。        【 解答番号  28  ～  30  】

Electronic cigarettes, also called e-cigarettes, are battery-operated handheld products that usually deliver nicotine*, glycerin*, and other chemicals with flavorings.  E-cigarette users inhale the vaporized flavored liquid that looks and feels like real tobacco smoke.  Over 9 million adults in the United States use e-cigarettes on a regular basis, according to the data issued by the Centers for Disease Control and Prevention*.

Although e-cigarettes have been promoted as less toxic alternatives to traditional cigarettes, little is actually known about the health risks caused by using these devices.  Since e-cigarettes also contain nicotine, which is as addictive as heroin and cocaine, the user may get withdrawal symptoms such as irritable feelings, depression, restlessness and anxiety when he or she stops using the product.　It is doubtful that e-cigarettes are safer than traditional tobacco because they contain other potentially harmful chemicals including propylene glycol* and glycerin.

In 2015, a health ministry research group in Japan found that four of the nine electronic cigarettes available within the country produce vapor with high levels of formaldehyde*, which is known as a substance that tends to produce cancer.　The four devices produced roughly the same or higher concentrations of formaldehyde than was detected in smoke from regular cigarettes.　(　　　), a research group in the U.S. found that even the nicotine-free e-cigarettes could be harmful to the lungs. The global market for e-cigarettes, however, has also been expanding with more than 50 vaporizers and 7,700 liquid solutions up for sale.

nicotine*　ニコチン　　glycerin*　グリセリン
Centers for Disease Control and Prevention*　米国疾病予防センター
propylene glycol*　プロピレングリコール　　formaldehyde*　ホルムアルデヒド

1.　The word addictive is closest in meaning to
　　1. dependable
　　2. custom-made
　　3. attentive
　　4. habit-forming　　　　　　　　　　　　　　　　　　　　　28

2.　Which of the following words is most appropriate to put into the blank in the third paragraph?
　　1. Although
　　2. Interestingly
　　3. Thus
　　4. Unexceptionally　　　　　　　　　　　　　　　　　　　29

3.　According to the passage, which of the following is NOT true?
　　1. The variety of e-cigarettes has been increasing worldwide.
　　2. E-cigarette users can feel as if they are smoking real tobacco.
　　3. Some American researchers found that the nicotine-free e-cigarettes are harmless to the human body.
　　4. E-cigarette users may suffer from an intense desire to smoke again when they stop using the product.　　　　　　　　　　　　　30

# 数　学

## 問題

29年度

**第一問**　13 で割ると 1 余り，19 で割ると 2 余る，0 以上で 1000 以下の整数は全部で

1)⬚ 個あり，その中で最小の整数は 2)⬚ 3)⬚ ，最大の整数は 4)⬚ 5)⬚ 6)⬚

である.

**第二問**　次の問に答えよ.

(1) 方程式 $9^x - 7 \cdot 3^{x+1} - 162 = 0$ の解は $x = \boxed{\phantom{7)}}^{7)}$ である.

(2) $\left(\dfrac{1}{36}\right)^{50}$ を小数で表したとき, 小数第 $\boxed{\phantom{8)}}^{8)}\boxed{\phantom{9)}}^{9)}$ 位に初めて 0 でない数字が現れる. ただし, $\log_{10} 2 = 0.3010$, $\log_{10} 3 = 0.4771$ とする.

(3) 不等式 $\log_{\frac{2}{3}}(x-1) > 1$ の解は $\boxed{\phantom{10)}}^{10)} < x < \dfrac{\boxed{\phantom{11)}}^{11)}}{\boxed{\phantom{12)}}^{12)}}$ である.

**第三問**　関数 $f(x) = \cos 3x + \cos 2x + 3\cos x$ は，区間 $\dfrac{\pi}{2} \leqq x \leqq \pi$ において，

$\cos x = -\boxed{\phantom{13)}}^{\,13)}$ のときに最小値 $-\boxed{\phantom{14)}}^{\,14)}$ をとり，$\cos x = -\dfrac{\boxed{\phantom{15)}}^{\,15)}}{\boxed{\phantom{16)}}^{\,16)}}$ の

ときに最大値 $-\dfrac{\boxed{\phantom{17)}}^{\,17)}\,\boxed{\phantom{18)}}^{\,18)}}{\boxed{\phantom{19)}}^{\,19)}\,\boxed{\phantom{20)}}^{\,20)}}$ をとる．

**第四問**　　等差数列 $\{a_n\}$ の初項 $a_1$ から第 $n$ 項 $a_n$ までの和を $S_n$ とする.

$S_{10} = 555$, $S_{20} = 810$ であるとき，次の問に答えよ.

(1) この等差数列 $\{a_n\}$ の初項は $a_1 = \boxed{^{21)}\ \ ^{22)}}$ であり，公差は $-\boxed{^{23)}}$ である.

(2) $S_{30} = \boxed{^{24)}\ \ ^{25)}\ \ ^{26)}}$ である.

(3) 不等式 $S_n < a_1$ を満たす $n$ の最小値は $\boxed{^{27)}\ \ ^{28)}}$ である.

# 化 学

## 問題

29年度

第 一 問　　次の文章を読み、問1～3に答えよ。ただし、原子量は H＝1、C＝12、O＝16 とし、アボガドロ定数は $6.0 \times 10^{23}$ /mol とする。

[解答番号　1 ～ 5 ]

　　元素は物質を構成している基本的な成分であり、自然界には約 90 種類が存在する。元素のうち、アルカリ金属は自然界において【 ア 】では存在せず、例えばナトリウムは、塩化ナトリウムなどの【 イ 】の形で存在する。同じく【 イ 】である水に塩化ナトリウムを溶かし、その液を白金線の先につけてガスバーナーの外炎の中に入れると、その炎は【 ウ 】色になる。【 ア 】の塩素は、常温で【 エ 】色の気体で、有毒である。

　　ヒトの体も多数の元素からなる。組成（質量%）で最も多いものは酸素（65%）で、次いで炭素（18%）および水素（10%）である。したがって、体重 50 kg のヒトにおいて、最も原子の数が多い元素の原子数は【 オ 】個と算出できる。

問1　　【 ア 】および【 イ 】にあてはまる最も適切な語句を1つずつ選べ。

【 ア 】：[解答番号　1 ]

【 イ 】：[解答番号　2 ]

|  |  |  |  |  |  |  |  |  |  |
|---|---|---|---|---|---|---|---|---|---|
| 1. | 液体 | 2. | 化合物 | 3. | 原子 | 4. | 固体 | 5. | 混合物 |
| 6. | 水溶液 | 7. | 単体 | 8. | 同位体 | 9. | 同素体 | | |

問2　　【 ウ 】および【 エ 】にあてはまる最も適切な色を1つずつ選べ。

【 ウ 】：[解答番号　3 ]

【 エ 】：[解答番号　4 ]

|  |  |  |  |  |  |  |  |  |  |
|---|---|---|---|---|---|---|---|---|---|
| 1. | 赤褐 | 2. | 紅 | 3. | 赤 | 4. | 橙赤 | 5. | 黄 |
| 6. | 黄緑 | 7. | 青緑 | 8. | 赤紫 | 9. | 紫 | 0. | 黒 |

問3　　【 オ 】にあてはまる最も近い値を選べ。ただし、体重 50 kg は質量 50 kg とする。

[解答番号　5 ]

|  |  |  |  |  |  |  |  |  |  |
|---|---|---|---|---|---|---|---|---|---|
| 1. | $4.5 \times 10^{23}$ | 2. | $1.2 \times 10^{24}$ | 3. | $3.0 \times 10^{24}$ | 4. | $4.5 \times 10^{24}$ | 5. | $1.2 \times 10^{26}$ |
| 6. | $3.0 \times 10^{26}$ | 7. | $4.5 \times 10^{26}$ | 8. | $1.2 \times 10^{27}$ | 9. | $3.0 \times 10^{27}$ | 0. | $4.5 \times 10^{27}$ |

第　二　問　　次の問 1〜3 に答えよ。ただし、気体はすべて理想気体とし、気体定数
$R = 8.3 \times 10^3$ Pa・L／(K・mol)、原子量は N＝14、Ar＝40 とする。

[解答番号　6 〜 8 ]

問 1　窒素 14 g とアルゴン 20 g の混合気体が 300 K で 20.8 L の容器に封入されている。容器内の窒素の分圧〔Pa〕として、最も近い値を選べ。

[解答番号　6 ]

1.　$8.7 \times 10^{-4}$　2.　$6.6 \times 10^{-2}$　3.　$3.8 \times 10^{-1}$　4.　$2.9 \times 10^2$　5.　$1.2 \times 10^3$
6.　$3.0 \times 10^4$　7.　$6.0 \times 10^4$　8.　$2.4 \times 10^5$　9.　$2.6 \times 10^7$　0.　$1.0 \times 10^8$

問 2　下表の気体 A および気体 B のすべてを、容積 $V_0$〔L〕の真空容器に移した。このとき、温度 $T_0$〔K〕における混合気体の圧力〔Pa〕を表している式として、正しいものを選べ。

[解答番号　7 ]

|  | A | B |
|---|---|---|
| 物質量〔mol〕 | $n_A$ | $n_B$ |
| 圧力〔Pa〕 | $P_A$ | $P_B$ |
| 体積〔L〕 | $V_A$ | $V_B$ |
| 温度〔K〕 | $T_0$ | $T_0$ |

1.　$P_A + P_B$　　　　2.　$\dfrac{P_A + P_B}{V_A + V_B}$　　　　3.　$\dfrac{P_A V_A + P_B V_B}{V_A + V_B}$

4.　$\dfrac{P_A V_A + P_B V_B}{V_0}$　　5.　$\dfrac{n_A}{V_A} + \dfrac{n_B}{V_B}$　　6.　$\dfrac{n_A + n_B}{V_A + V_B}$

7.　$(n_A + n_B) R T_0$　　8.　$\dfrac{P_A V_A + P_B V_B}{R T_0}$　　9.　$\dfrac{n_A + n_B}{R T_0}$

問3　問2の条件下において、気体 A のモル分率を表している式として、正しいもの
を選べ。

［解答番号　8　］

1.　$\dfrac{P_A V_A}{P_A V_A + P_B V_B}$ 　　　　2.　$\dfrac{P_A}{V_A + V_B}$ 　　　　3.　$\dfrac{P_A V_A}{V_A + V_B}$

4.　$\dfrac{P_A V_A}{V_0}$ 　　　　5.　$\dfrac{n_A}{V_A}$ 　　　　6.　$\dfrac{n_A}{V_A + V_B}$

7.　$n_A R T_0$ 　　　　8.　$P_A V_A R T_0$ 　　　　9.　$(P_A + P_B) R T_0$

第　三　問　　　次の問1～3に答えよ。ただし、原子量は H＝1、O＝16、Cl＝35.5、
Fe＝56 とする。　　　　　　　　　　　　　　[解答番号 9 ～ 11 ]

問1　コロイドに関する次の記述のうち、正しいものを1つ選べ。[解答番号 9 ]

1. 電気泳動によってコロイド粒子を観察することができる。

2. 塩析は、疎水コロイドに多量の電解質を加えると生じる現象であり、豆腐
の製造に利用される。

3. 水酸化鉄（Ⅲ）のコロイド溶液と硫酸ナトリウムとの混和により生じる
凝析は、親水コロイドの添加でより凝析しやすくなる。

4. 溶液中のコロイド粒子に見られる規則的な運動をチンダル現象といい、
熱運動している水分子がコロイド粒子に衝突するために起こる。

5. デンプンのように、水に溶かしただけでコロイド溶液となるものを
会合コロイドという。

6. 透析は、直径 1～数百 nm 程度の大きさのコロイド粒子などの高分子が
半透膜を通過できないことを応用している。

問2　40%の塩化鉄（Ⅲ）水溶液 4 g を水 100 g に加え加熱したところ、赤褐色のコ
ロイド溶液が生じた。この反応は完全に進行するものとし、生成したコロイド
粒子は溶解しないものとした場合、生成した水酸化鉄（Ⅲ）の物質量〔mol〕と
して、最も近い値を選べ。
　　　　　　　　　　　　　　　　　　　　　　　　　[解答番号 10 ]

1. $3.2 \times 10^{-4}$　2. $5.6 \times 10^{-4}$　3. $9.9 \times 10^{-4}$　4. $1.3 \times 10^{-3}$　5. $1.9 \times 10^{3}$
6. $3.2 \times 10^{-3}$　7. $5.6 \times 10^{-3}$　8. $9.9 \times 10^{3}$　9. $1.3 \times 10^{-2}$　0. $1.9 \times 10^{2}$

問3　問2で得られたコロイドの透析液に硝酸銀を加えたところ、白色沈殿が生じた。
この白色沈殿に光を当て続けると何色に変化していくか。最も適切な色を選べ。
　　　　　　　　　　　　　　　　　　　　　　　　　[解答番号 11 ]

1. 赤褐　　　2. 紅　　　3. 赤　　　4. 橙赤　　　5. 黄
6. 黄緑　　　7. 青緑　　　8. 赤紫　　　9. 紫　　　0. 黒

第　四　問　　　メタノールを生成する次式の平衡反応について、次の問 1 ～ 3 に答えよ。
ただし、温度は常に 390 K に保たれているものとする。

[解答番号 | 12 | ～ | 14 |]

$$CO \, (気体) \quad + \quad 2H_2 \, (気体) \quad \rightleftharpoons \quad CH_3OH \, (気体)$$

問 1　　真空の密閉容器に CO と $H_2$ の物質量比（モル比）1：2 の混合気体を入れて、
平衡状態にした。その結果、全圧は 200 kPa、CO の分圧は 50 kPa となった。
このときの $CH_3OH$ の分圧〔kPa〕として、最も近い値を選べ。

[解答番号 | 12 |]

1.　10　　　　2.　25　　　　3.　50　　　　4.　100　　　5.　150
6.　200　　　7.　300　　　8.　400　　　9.　500　　　0.　600

問 2　　問 1 の結果をもとに、メタノールを生成する反応の圧平衡定数 $Kp$〔$kPa^2$〕と
して、最も近い値を選べ。

[解答番号 | 13 |]

1.　$1.0 \times 10^{-6}$　　　　2.　$2.4 \times 10^{-6}$　　　　3.　$3.2 \times 10^6$
4.　$6.6 \times 10^{-6}$　　　　5.　$1.0 \times 10^{-5}$　　　　6.　$2.4 \times 10^5$
7.　$3.2 \times 10^{-5}$　　　　8.　$6.6 \times 10^{-5}$　　　　9.　$1.0 \times 10^4$
0.　$2.4 \times 10^{-4}$

問 3　　問 1 の容器に、平衡状態における CO の分圧が 100 kPa になるまで CO と $H_2$
の物質量比（モル比）1：2 の混合気体を加えた。このときの $CH_3OH$ の分圧〔kPa〕
として、最も近い値を選べ。

[解答番号 | 14 |]

1.　10　　　　2.　25　　　　3.　50　　　　4.　100　　　5.　150
6.　200　　　7.　300　　　8.　400　　　9.　500　　　0.　600

第　五　問　　　　次の問 1 〜 3 に答えよ。　　　　　　　　［解答番号　15 〜 17 ］

問 1　　次の記述のうち正しいものを 2 つ選び、解答番号　15　に 2 つマークせよ。
　　　　　　　　　　　　　　　　　　　　　　　　　　　　　［解答番号　15 ］

1.　斜方硫黄とゴム状硫黄は、常温で放置すると単斜硫黄に変化する。
2.　二酸化硫黄は、亜硫酸ナトリウムに希硫酸を加えて発生させる。また、亜鉛に希硫酸を作用させても得られる。
3.　硫化水素は、無色、腐卵臭のする有毒な気体で、火山ガスや温泉水に含まれる。水に溶けてその水溶液は弱酸性を示し、酸化作用を有する。
4.　濃硫酸は、吸湿性が強く、他の化合物から水素原子と酸素原子を 2：1 の割合で奪う脱水作用がある。
5.　発煙硫酸は、三酸化硫黄を濃硫酸に吸収させると生じ、常に三酸化硫黄の蒸気を発して白煙を出す。
6.　濃硫酸を希釈するときは、冷却しながら水を少しずつ加えていく。濃硫酸と水を混合すると、激しく発熱しながら希硫酸になる。

問 2　　次の記述のうち正しいものを 2 つ選び、解答番号　16　に 2 つマークせよ。
　　　　　　　　　　　　　　　　　　　　　　　　　　　　　［解答番号　16 ］

1.　一酸化窒素は、実験室では銅と濃硝酸を反応させて得られる。
2.　一酸化窒素は、無色の気体で水に溶けにくいので水上置換によって捕集されるが、二酸化窒素は、下方置換によって捕集される。
3.　有毒な二酸化窒素は、赤褐色の気体で水に溶けやすく、その水溶液は弱酸性を示す。
4.　二酸化窒素は、実験室では銅と希硫酸を反応させて得られる。
5.　濃硝酸は、鉄やアルミニウムを溶かさないが、ニッケルを溶かして水素を発生する。
6.　硝酸は、熱や光によって分解するため、褐色の瓶に入れて冷暗所に保存する。

問3　次の記述のうち正しいものを 2 つ選び、解答番号　17　に 2 つマークせよ。

［解答番号　17　］

1. リンを空気中で燃焼させると十酸化四リンになる。十酸化四リンは、吸湿性が強い白色粉末で、水を加えて加熱するとリン酸になる。

2. 赤リンは、窒素中で 250℃付近に数時間加熱すると、黄色ろう状の固体になる。これを黄リンといい、マッチの摩擦面に使われる。

3. 赤リンは、赤褐色の粉末状の固体で、空気中では自然発火するので水中で保存する。

4. 黄リンは、分子式 $P_4$ の固体であり、二硫化炭素に溶けない。

5. リン酸カルシウムは、水によく溶けるが、リン酸二水素カルシウムは水に溶けにくい。

6. リン酸二水素カルシウムと硫酸カルシウムの混合物は、リン酸肥料の原料として用いられる。

第 六 問　　次の文章を読み、問1〜3に答えよ。　　［解答番号 [18] 〜 [20]］

　エタノールとメタノールは、どちらもアルコールに分類されている。エタノールが体内に入ると、酸化された【 ア 】や、さらに酸化された毒性の低い【 イ 】になり、体外に排出される。しかし、メタノールが体内に入ると中毒を起こし、失明する危険性がある。近年、海外で密造酒にメタノールが含まれていたため、多くの人が中毒を起こした。この原因は、メタノールが体内で酸化された【 ウ 】や、さらに酸化された【 エ 】になるためである。

　バイオエタノールは、植物を発酵させてつくられており、地球温暖化の観点から非常にクリーンであると考えられている。バイオエタノールの燃焼で生じた $CO_2$ は、植物が大気中の $CO_2$ を固定したものであり、全体として大気中の $CO_2$ を増加させないため、未来の燃料として注目されている。

問1　　【 ア 】〜【 エ 】に入る最も適切な語句の組合せはどれか。

［解答番号 [18]］

|   | 【 ア 】 | 【 イ 】 | 【 ウ 】 | 【 エ 】 |
|---|---|---|---|---|
| 1 | アセトン | 酢酸 | クロロホルム | ギ酸 |
| 2 | アセトアルデヒド | 酢酸 | クロロホルム | ギ酸 |
| 3 | アセトン | 酢酸 | ホルムアルデヒド | ギ酸 |
| 4 | アセトアルデヒド | 酢酸 | ホルムアルデヒド | ギ酸 |
| 5 | アセトン | ギ酸 | アセトアルデヒド | 酢酸 |
| 6 | アセトアルデヒド | ギ酸 | ホルムアルデヒド | 酢酸 |
| 7 | アセトン | ギ酸 | ホルムアルデヒド | 酢酸 |
| 8 | アセトアルデヒド | ギ酸 | クロロホルム | 酢酸 |

問2　　アルコールに関する次の記述のうち、正しいものを選べ。　　［解答番号 [19]］

　　a.　ヒドロキシ基の数によって、低級アルコール、高級アルコールに分類される。
　　b.　分子間で水素結合をするため、同程度の分子量の炭化水素と比べて融点がかなり高い。
　　c.　ナトリウムと反応すると水素を発生する。
　　d.　低級アルコールは、高級アルコールと比べて水への溶解度が小さい。

　　1.　aのみ　　　2.　bのみ　　　3.　cのみ　　　4.　dのみ　　　5.　a、b
　　6.　a、c　　　7.　a、d　　　8.　b、c　　　9.　b、d　　　0.　c、d

問3　下線部に示すように、バイオエタノールは、燃焼させても全体として大気中の $CO_2$ を増加させないため、【 オ 】なエネルギー資源である。バイオエタノールは、ガソリンに直接混ぜて使用される。また、【 カ 】と反応させてつくられるエチルターシャリーブチルエーテル $C_2H_5OC(CH_3)_3$ は、ガソリンに混ぜて使用される。後者の燃料は、【 キ 】として販売されている。

【 オ 】～【 キ 】に入る最も適切な語句の組合せはどれか。

［解答番号　20　］

|  | 【 オ 】 | 【 カ 】 | 【 キ 】 |
|---|---|---|---|
| 1 | ケミカルリサイクル | 2－メチルプロパン | ベークライト |
| 2 | ケミカルリサイクル | 2－メチルプロペン | バイオガソリン |
| 3 | ケミカルリサイクル | 2－メチルプロペン | ナフサ |
| 4 | カーボンニュートラル | 2－メチルプロパン | ベークライト |
| 5 | カーボンニュートラル | 2－メチルプロペン | バイオガソリン |
| 6 | カーボンニュートラル | 2－メチルプロパン | ナフサ |
| 7 | マテリアルリサイクル | 2－メチルプロパン | バイオガソリン |
| 8 | マテリアルリサイクル | 2－メチルプロパン | ナフサ |
| 9 | マテリアルリサイクル | 2－メチルプロペン | ベークライト |

第　七　問　　　　次の文章を読み、問1～4に答えよ。

〔解答番号　21 ～ 26 〕

　　ヒトは、食物に含まれる栄養素を摂取し、これを消化・吸収することで、生命維持に必要な物質とエネルギーを獲得している。消化・吸収される物質のうち、脂肪・炭水化物・タンパク質は、三大栄養素とよばれている。

　　脂肪は、ヒトの体内で【　A　】という酵素により【　ア　】とモノグリセリドに分解されて吸収される。吸収された【　ア　】は酸化されてエネルギー源として利用されるほか、一部は再び脂肪に変換され体内の脂肪組織に蓄積される。

　　炭水化物のうち【　イ　】は、だ液に含まれる【　B　】によりマルトースに分解される。マルトースは、さらに、だ液・腸液に含まれるマルターゼによって【　ウ　】にまで分解されて吸収される。【　ウ　】は、生体のエネルギー源であるアデノシン三リン酸（ATP）の原料となる。

　　タンパク質は、胃液に含まれる【　C　】や、すい液・腸液に含まれるトリプシンやペプチダーゼなどの酵素によって【　エ　】に分解されて吸収される。【　エ　】は、体内でタンパク質などの原料になるほか、筋肉に蓄えられて ATP の合成に利用されるエネルギー源となる。

　問1　　　【　A　】、【　B　】、【　C　】にあてはまる最も適切な酵素を1つずつ選べ。

【　A　】：〔解答番号　21 〕
【　B　】：〔解答番号　22 〕
【　C　】：〔解答番号　23 〕

　　　1．リパーゼ　　2．カタラーゼ　　3．ウレアーゼ　　4．インベルターゼ
　　　5．ペプシン　　6．アミラーゼ　　7．スクラーゼ　　8．ATP アーゼ

問2　【 ア 】～【 エ 】にあてはまる化合物の正しい組合せはどれか。

［解答番号　24　］

|  | 【 ア 】 | 【 イ 】 | 【 ウ 】 | 【 エ 】 |
|---|---|---|---|---|
| 1 | アミノ酸 | セルロース | スクロース | リン酸 |
| 2 | 核酸 | セルロース | スクロース | アミノ酸 |
| 3 | 脂肪酸 | セルロース | グルコース | アミノ酸 |
| 4 | アミノ酸 | デンプン | グルコース | リン酸 |
| 5 | 核酸 | セルロース | フルクトース | アミノ酸 |
| 6 | 脂肪酸 | デンプン | グルコース | アミノ酸 |
| 7 | アミノ酸 | セルロース | フルクトース | リン酸 |
| 8 | 核酸 | デンプン | フルクトース | リン酸 |
| 9 | 脂肪酸 | デンプン | グルコース | リン酸 |
| 0 | 核酸 | デンプン | グルコース | アミノ酸 |

問3　消化酵素のはたらきによって、脂肪・炭水化物・タンパク質が分解される反応
　　　の名称として正しいものを1つ選べ。

［解答番号　25　］

1. 加水分解　　2. 変性　　　　3. 熱分解　　4. 縮合　　　5. 脱離
6. 発酵　　　7. エステル化

問4　酵素【 C 】の活性が最大となる pH（最適 pH）として、最も近い値を1つ選べ。

［解答番号　26　］

1. 2　　　　　2. 4　　　　　3. 6　　　　4. 7　　　　5. 8
6. 9　　　　　7. 10　　　　8. 11　　　　9. 12　　　0. 13

# 英 語

## 解答

29年度

## Ⅰ

〔解答〕
1. 4
2. 2
3. 2
4. 3
5. 3
6. 3
7. 1
8. 2

〔出題者が求めたポイント〕
1. turn down ~「~を辞退する」。ここでは目的語が代名詞なので、turn it down の語順になる
2. declare bankruptcy「破産を宣告する」。
   be forced to V「~せざるを得ない」
3. almost は副詞。all, every, any, no などの前につく
4. lend は第4文型。lend + O + O の形になる
5. count ~「~を数える」
6. miss ~「~に乗り遅れる」
7. be caught in a shower「にわか雨に遭う」
8. confidential「極秘」

〔全訳〕
1. 彼は良い地位を提示されたが、家族と一緒にいたいのでそれを辞退する決心をした。
2. 5年連続で売り上げが落ちた後、会社は破産を宣告せざるを得なかった。
3. 今日我々の学生の多くは、授業料を払うためにバイトをする。
4. 来週給料をもらうまで、私にいくらか金を貸してもらえませんか。
5. あなたの心臓が何回鼓動するか数えなさい。
6. 急げ！ 我々の列車が出発しようとしている。乗り遅れるわけにはいかない。
7. 私はにわか雨に遭った。それで、駅まで走らねばならなかった。
8. 秘書は、極秘と分類された書類を自分の鞄に入れ、急いで事務所を去った。

## Ⅱ

〔解答〕
1. 1
2. 3
3. 2
4. 3

〔出題者が求めたポイント〕
1. quintessence「典型」。be stunned「あぜんとする」
2. turn in ~「~を警察に届ける」。ここでは目的語が代名詞なので、turn him in の語順になる
3. take in ~「~をだます」。sales representative「販

売員」
4. prevail upon ~「~を説得する」

〔全訳〕
1. マーサは常にハイファッションの典型だ。だから彼女が古いジーンズとボロボロのTシャツを着ているのを見たとき、私はあぜんとした。
2. 彼が違法薬物を売っているところを実際に見つけたら、あなたは彼のことを警察に届けざるを得ないだろう。
3. 多くの人が、その販売員の話にだまされた。
4. 我々二人は説得されて、前の同僚を見送るために空港へ行った。

## Ⅲ

〔解答〕
1. 2
2. 2
3. 3

〔出題者が求めたポイント〕
1. 下線部2の new は newly が正しい
2. 下線部2の complicating は complicated が正しい
3. 下線部3の to build は building が正しい

〔全訳〕
1. 私の家族は、早くて来月のいつか、新たに建設された集合住宅に引っ越す予定だ。
2. 長く複雑な文章で有名だったが、その小説家はついに、ホームレスの生活に関する物語を書き終え、文学賞を得た。
3. その製薬会社は今年の販売目標を越えたので、中国に新たな工場建設を考慮している。

## Ⅳ

〔解答〕
1. 1
2. 4
3. 1

〔出題者が求めたポイント〕
1. " I'm glad you do."の do は feel all right の代動詞
2. 「これまで全く健康で、健康問題なかった」が答えになる質問が正解
3. "Why not?"は"Why shouldn't you do it?"を略した形で、「もちろんやるべきだよ」の意味

〔全訳〕
1.
A：ブラウンさん、喘息なのにタバコを吸い続けていること心配です。
B：大丈夫だと思いますよ。
A：それは素晴らしい。あなたが大丈夫だというので私も嬉しいです。でも、長い時間をかけて喫煙は肺にダメージを与え続けます。やがて呼吸も困難にな

るでしょう。また、喫煙は他の病気のリスクをより
大きくします。

2.
A：先生、ひどい頭痛がするんです。
B：以前こうした頭痛になったことがありますか。
A：そうですね、これまで全く健康で、どんな種類の
　問題もありませんでした。この痛みを和らげるクス
　リをいただけますか。とても耐えられません。
B：いいですよ。何か特別なのを処方しましょう。
A：ありがとうございます。効くといいですね。

3.
A：あなたのヨガのクラスどうですか。
B：素晴らしいですよ。気分がリフレッシュするし、
　最近勉強にとても集中できるんです。
A：私もやるべきだと思いますか。
B：もちろんです。

## Ⅴ
〔解答〕
(A)
ア　2
イ　3
ウ　2
(B)
エ　2
オ　1
カ　4
〔出題者が求めたポイント〕
(A)
ア　germs は加算名詞なので、much は不可。many が
　正解
イ　Before refrigerators で「冷蔵庫以前」
ウ　spicy food が腐敗を防ぐのだから、病気は減る。
　従って to get sick less often となる
(B)
エ　an active process との対比で passive が正解
オ　absolute と比較してなので、rather「むしろ」が正
　解
カ　what A is about で「Aの本質」
〔全訳〕
(A)
　食べ物を暖かい気候に長時間放置すると、表面で微生
物が増殖する。もし人がこれら病原菌を多量に持つ食べ
物を食べると、病気になる危険がある。冷蔵庫内の低温
はたいていの微生物が増えるのを防ぐ。遠い昔、こうし
た装置が無かった時代に人々はトウガラシを用いた。と
いうのも、それが微生物の増殖を遅らせるか防いだから
だ。冷蔵庫以前、世界のたいていの暑い場所に暮らす
人々は、辛いインデアン・カレーや焼き付くメキシカン
・タマーリといった香辛料の効いた食べ物の嗜好を持つ
ようになった。こうした好みは長い時間をかけて現れて
きた。香辛料が効いた食べ物を食べる人は、病気になり
にくい。やがて、これらの人々は健康な家族を育てる可

能性がより高くなったのだろう。世界の寒い地域出身の
人々は、味の薄い調理法を守る傾向にあった。彼らは食
べ物を安全に保つために香辛料を必要としなかったのだ。
(B)
　傾聴と共感応答スキルは、医療提供者が患者との信頼
関係を築くのに最も価値あるものかもしれない。傾聴は
たいへんな仕事だ。努力が必要である。傾聴は能動的な
過程であり、一方、単に聞くことは受動的な過程である。
真の傾聴を妨げる最大の障壁は、相手の情報、問題、あ
るいは感情を、判断し評価する傾向が我々にあるからか
もしれない。理解することは、正誤、善悪の評価とは異
なる。真に傾聴するためには、我々は一時的に自分の判
断を保留しなければならない。真の傾聴の焦点は表現さ
れている考えの正しさにあるのではない。考えは絶対的
なものではなく、むしろ主観的なものだ。傾聴によって
、焦点は考え―考えへの固執―からその考えを表現する
のに用いられる感情へと移行する。真の傾聴の意義はそ
こにある。つまり、他者の観点から考えを見ることにあ
るのだ。

## Ⅵ
〔解答〕
(A) 3
(B) 2
(C) 3
〔出題者が求めたポイント〕
(A)「ビタミンCの大量摂取に関する問題」は、全体の
　テーマと関連しない
(B)「オクラに含有される栄養素」を説明する文章の間
　に、「原産地」の話は入らない
(C)「世界のネット接続がまだ半数に満たない」という
　話の次に、逆接の副詞等なく「99%接続の国もある」
　は接続しない
〔全訳〕
(A)
　ビタミンCは体内コラーゲンの生成に不可欠な要素
であり、若々しく健康な皮膚を保つ手助けをする、長い
歴史を持つスキンケア成分として知られる。ビタミンC
の経口摂取は、日光の有害な紫外線から皮膚を守るため
に、肌に直接つける日焼け止め製品の効果を高めてくれ
る。ビタミンCは細胞の損傷を軽減し、体のケガの回
復過程を促進する。(しかしながら、ビタミンCの大量
摂取はいくつかの好ましくない効果を体に与えるかもし
れない)ビタミンCサプリメントは、一般に推奨量なら
安全だと見なされるが、やはり果物や野菜が最善のビタ
ミンC源である。しかし、ビタミンCのローションや
クリームを肌に塗ることの方が、経口摂取よりもはるか
に効果的である。研究者の中には、望ましい皮膚の再生
には、単にビタミンCを3日間塗るだけで十分だとい
う者もいる。
(B)
　オクラは「婦人の指」の名で知られる、顕花植物の種
子の鞘である。オクラを調理すると、ある種のねばねば

した粘液が出てくる。オクラは、繊維、ビタミンC、葉酸の含有量の多さゆえに人気の健康食である。それはまた、抗酸化物質の含有量でも知られている。（その地理的原産地は西アフリカやエチオピアや南アジアである）それは、良いカルシウムとカリウムの源でもある。オクラの種から搾り取った黄緑色の食用オクラ油は、不飽和脂肪酸を多く含有している。

（C）

今日、世界で90億以上の機器がインターネットに接続していると見積もられている。ネット接続は、人々の生活水準の向上には不可欠である。しかしながら、世界人口の半数はまだインターネットに接続していない。（世界でブロードバンド接続している家庭が最も多い国では、ほぼ99%の家庭がネット接続している）それゆえ、世界の中の辺鄙な場所や発展途上の地域に、インターネットをもたらすべく、民間部門と公共部門が協力する必要がある。

# Ⅶ
〔解答〕

1.　4
2.　2
3.　3

〔出題者が求めたポイント〕

1.　addictive という語に意味が近いのは
　1.　頼りになる
　2.　あつらえの
　3.　注意深い
　4.　習慣性の
2.　次のどの語が第3パラグラフの空欄に入れるのに最も適切か。
　1.　～だが
　2.　興味深いことに
　3.　だから
　4.　例外でなく
3.　文章によれば、次のどれが真でないか。
　1.　E–シガレットの種類は世界中で増えている。
　2.　E–シガレットの利用者は本物のタバコを喫っているように感じられる。
　3.　あるアメリカ人研究者が、ニコチン・フリーのE–シガレットは人体に無害だということを発見した。
　4.　E–シガレットの利用者はこの製品の使用を止めると、再び喫いたいという激しい欲求に苦しむかも知れない。

〔全訳〕

電子タバコは―E–シガレットとも呼ばれるが―電池式の手で持つ製品で、通常ニコチン、グリセリン、そして好みで他の化学物質を発生させる。E–シガレット使用者は、本物のタバコの煙に似た見た目と感触の、味付き液体を気化させたものを吸い込む。米国疾病予防センターが発行したデータによれば、アメリカで9百万人以上の日常E–シガレット使用者がいる。

E–シガレットは伝統的なタバコ代替物に比べると毒性は少ないと宣伝されているが、この装置を使うことがもたらす健康リスクについては、実際にはほとんど知られていない。E–シガレットはまた、ヘロインやコカインと同様中毒性があるので、使用者はこの製品の使用を止めると、感情の苛立ち、鬱、情緒不安や不安神経症といった離脱症状を被るかも知れない。E–シガレットは、プロピレングリコールとグリセリンを含む、その他の潜在的に有害な化学物質を含んでいるため、伝統的なタバコより安全であるかは疑わしい。

2015年、日本の厚労省研究グループは、国内で入手可能な9つのうち4つの電子タバコは、発ガン性物質として知られる高濃度のホルムアルデヒド蒸気を発生させることを発見した。この4つの装置は、通常のタバコの煙の中に感知されたのとほぼ同じかそれ以上の濃度のホルムアルデヒドを発生させていた。興味深いことに、アメリカの研究グループは、ニコチン・フリーのE–シガレットでさえ、肺に有害でありうるということを発見した。しかしながら、E–シガレットの地球全体の市場は、50種以上の気化器と7,700種の溶液を市販しながら拡大しつつある。

# 数 学

解答　　　29年度

## 第一問

〔解答〕

| 1) | 2) | 3) | 4) | 5) | 6) |
|---|---|---|---|---|---|
| 4 | 4 | 0 | 7 | 8 | 1 |

〔出題者が求めたポイント〕

整数問題

教科書通りの問題。数字が大きくなるので計算ミスをしないように。

〔解答のプロセス〕

求める整数を N とすると，整数 $a$, $b$ を用いて，

$$N = 13a + 1 = 19b + 2 \quad \therefore 13a - 19b = 1$$

となる。この $a$, $b$ についての不定方程式を解くと，

$$a = 19k + 3, \quad b = 13k + 2 \quad (k \text{ は整数})$$

となるので，

$$N = 13 \cdot (19k + 3) + 1 = 247k + 40$$

$0 \leq N \leq 1000$ より，$0 \leq k \leq 3$。よって，$\underline{4}$ 個

最も小さいのは，$k = 0$ のときで，$N = \underline{40}$

最も大きいのは，$k = 3$ のときで，$N = \underline{781}$

## 第二問

〔解答〕

| 7) | 8) | 9) | 10) | 11) | 12) |
|---|---|---|---|---|---|
| 3 | 7 | 8 | 1 | 5 | 3 |

〔出題者が求めたポイント〕

小問集合

第1問と同じく教科書通りの出題なので，素早く解く。

〔解答のプロセス〕

(1) $t = 3^x$ とすると，$t > 0$

$$9^x - 7 \cdot 3^{x+1} - 162 = t^2 - 21t - 162$$
$$= (t - 27)(t + 6) = 0$$

$t > 0$ より，$t = 27 \quad \therefore x = 3$

(2) $\log_{10}\left(\dfrac{1}{36}\right)^{50} = -50(2\log_{10}2 + 2\log_{10}3)$

$$= -77.810$$

$-78 < \log_{10}\left(\dfrac{1}{36}\right)^{50} < -77$ より，初めて 0 でない数

が現れるのは，$\underline{\text{少数第 78 位}}$

(3) 真数条件から，$x - 1 > 0 \quad \therefore x > 1 \quad \cdots\cdots①$

$$\log_{\frac{2}{3}}(x - 1) > 1 = \log_{\frac{2}{3}}\frac{2}{3}$$

$\dfrac{2}{3} < 1$ より，$x - 1 < \dfrac{2}{3} \quad \therefore x < \dfrac{5}{3} \quad \cdots\cdots②$

①，②より，$\underline{1 < x < \dfrac{5}{3}}$

## 第三問

〔解答〕

| 13) | 14) | 15) | 16) | 17) | 18) | 19) | 20) |
|---|---|---|---|---|---|---|---|
| 1 | 3 | 1 | 3 | 2 | 5 | 2 | 7 |

〔出題者が求めたポイント〕

三角関数と微分の融合問題

3 倍角の公式は覚えていなくても $2x + x$ の加法定理で導ける。これも教科書通り。

〔解答のプロセス〕

$$f(x) = (4\cos^3 x - 3\cos x) + (2\cos^2 x - 1) + 3\cos x$$
$$= 4\cos^3 x + 2\cos^2 x - 1$$

$t = \cos x$ とおくと，$-1 \leq t \leq 0$

$f(x) = 4t^3 + 2t^2 - 1 = g(t)$ とおけば，

$g'(t) = 12t^2 + 4t = 4t(3t + 1)$

$t$ の範囲に注意して増減表をつくると，

| $t$ | $-1$ | $\cdots$ | $-\dfrac{1}{3}$ | $\cdots$ | $0$ |
|---|---|---|---|---|---|
| $g'(t)$ | | $+$ | $0$ | $-$ | $0$ |
| $g(t)$ | $-3$ | ↗ | $-\dfrac{25}{27}$ | ↘ | $-1$ |

よって，$t = \cos x = -1$ のとき，最小値 $-3$

$t = \cos x = -\dfrac{1}{3}$ のとき，最大値 $-\dfrac{25}{27}$

## 第四問

〔解答〕

| 21) | 22) | 23) | 24) | 25) | 26) | 27) | 28) |
|---|---|---|---|---|---|---|---|
| 6 | 9 | 3 | 7 | 6 | 5 | 4 | 7 |

〔出題者が求めたポイント〕

数列とその和

(1), (2)は教科書通り，(3)は少し特殊な出題になっている。40分の解答時間内にどれだけスムーズに解けるかによる。

(3)は「$a_2$ からスタートする等差数列の和が 0 より小さくなるところ」を探して求めてもよい。解説では，$n$ の 2 次関数として 2 次不等式を解いた。

〔解答のプロセス〕

(1) 初項 $a$　公差 $d$ とすると，$a_n = a + (n - 1)d$

$$\therefore S_n = \frac{1}{2}n\{2a + (n - 1)d\}$$

$$S_{10} = \frac{1}{2} \cdot 10\{2a + 9d\} = 10a + 45d$$
$$= 555 \quad \cdots\cdots①$$

$$S_{20} = \frac{1}{2} \cdot 20\{2a + 19d\} = 20a + 190d$$
$$= 810 \quad \cdots\cdots②$$

①，②から，$\underline{a = 69}$, $\underline{d = -3}$

(2)　$S_{30} = \dfrac{1}{2} \cdot 30 \{2 \cdot 69 - 29 \cdot 3\} = \underline{765}$

(3)　$S_n = \dfrac{1}{2} n \{2 \cdot 69 - 3(n-1)\}$

$\qquad = \dfrac{1}{2} n (141 - 3n)$

$\qquad = -\dfrac{3}{2} n^2 + \dfrac{141}{2} n < 69$

両辺に $-\dfrac{2}{3}$ をかけて整理すれば，

$\qquad n^2 - 47n + 46 > 0$

これを解いて，$n < 1$，$46 < n$

よって，$S_n < a_1$ をみたす最小の自然数は $\underline{47}$

# 化　学

## 解答　29年度

### 第一問

〔解答〕

①7　②2　③5　④6　⑤8

〔出題者が求めたポイント〕

元素の分類と性質，炎色反応，ヒトの体を構成する元素の割合

〔解答のプロセス〕

問1

【ア】　アルカリ金属の単体は，イオン化傾向が大きいので反応性が強く，酸素や水と容易に反応する。

【イ】　塩化ナトリウムのように2種類以上の元素が結びついて，できている物質を化合物という。

問2

【ウ】　アルカリ金属の単体や化合物を高温の炎の中に入れると特有の炎色反応を示す。

（例）Na（黄色）など

＜参考＞炎色反応の語呂：リアカー無きK村，努力と馬力で勝とうとするもくれない

Li（赤）Na（黄）K（紫）Ba（緑）Cu（緑）Ca（橙）Sr（紅）

【エ】　塩素の単体は，常温で二原子分子からなる黄緑色の気体である。

問3

【オ】　体重50 kgのヒトの体を構成する元素である酸素（65%），炭素（18%），水素（10%）の原子数は，それぞれ次のようになる。

酸素（65%）：$50 \times \dfrac{65}{100} \times 10^3 \times \dfrac{1}{16} \times 6.0 \times 10^{23}$

$= 1.21 \times 10^{27} \fallingdotseq 1.2 \times 10^{27}$（個）

炭素（18%）：$50 \times \dfrac{18}{100} \times 10^3 \times \dfrac{1}{12} \times 6.0 \times 10^{23}$

$= 4.5 \times 10^{26}$（個）

水素（10%）：$50 \times \dfrac{10}{100} \times 10^3 \times 1 \times 6.0 \times 10^{23}$

$= 3.0 \times 10^{27}$（個）

よって，ヒトにおいて，水素が最も原子の数が多い元素で，その原子数は $3.0 \times 10^{27}$（個）

### 第二問

〔解答〕

⑥7　⑦4　⑧1

〔出題者が求めたポイント〕

混合気体

〔解答のプロセス〕

問1　窒素の物質量は，$\dfrac{14}{28} = 0.5$（mol），アルゴンの物質量は，$\dfrac{20}{40} = 0.5$（mol）

窒素だけについて，気体の状態方程式（$PV = nRT$）より，窒素の分圧を $P_{N2}$（Pa）とおくと，

$P_{N2} \times 20.8 = 0.5 \times 8.3 \times 10^3 \times 300$

$P_{N2} = 5.985\cdots \times 10^4 \fallingdotseq 6.0 \times 10^4$（Pa）

問2　温度一定なので，ボイルの法則より，$P_1 V_1 = P_2 V_2$ となるので，

気体Aと気体Bの分圧をそれぞれ $P'_A$（Pa），$P'_B$（Pa）とおくと，

$P_A V_A = P'_A V_0 \qquad P'_A = \dfrac{P_A V_A}{V_0}$（Pa）

$P_B V_B = P'_B V_0 \qquad P'_B = \dfrac{P_B V_B}{V_0}$（Pa）

よって，混合気体の圧力（全圧）は，

$P'_A + P'_B = \dfrac{P_A V_A}{V_0} + \dfrac{P_B V_B}{V_0}$

$= \dfrac{P_A V_A + P_B + V_B}{V_0}$（Pa）

問3　混合気体では，（分圧比）＝（物質量比）より，

分圧 ＝ 全圧 × モル分率となるので，

よって，

気体Aのモル分率 $= \dfrac{\text{気体Aの分圧}}{\text{全圧}} = \dfrac{P_{A'}}{P_{A'} + P_{B'}}$

$= \dfrac{P_A V_A}{P_A V_A + P_B V_B}$

### 第三問

〔解答〕

⑨6　⑩8　⑪0

〔出題者が求めたポイント〕

コロイド

〔解答のプロセス〕

問1

1.（誤）　電気泳動は，コロイド溶液に2本の電極を入れ，直接電圧をかけるとコロイド粒子が移動する現象である。コロイド粒子の電荷・大きさ・形状などを知るのに有効である。

2.（誤）　塩析は，親水コロイド溶液に多量の電解質を加えるとコロイド粒子が沈殿する現象である。

3.（誤）　水酸化鉄（Ⅲ）のコロイド溶液に少量の電解質（硫酸ナトリウム水溶液など）を加えるとコロイド粒子が沈殿（凝析）するが，水酸化鉄（Ⅲ）のコロイド溶液に親水コロイドを加えておくと，少量の電解質では凝析しにくくなる。このようなはたらきをする親水コロイドを保護コロイドという。

4.（誤）　水溶液中のコロイド粒子の不規則な運動をブラウン運動という。これは熱運動している水［分散媒］の分子がコロイド粒子に不規則に衝突するために起こる。チンダル現象は，コロイド溶液に強い光をあてると，光の通路が輝いて見える現象である。

5.（誤）　タンパク質，デンプンなどのように，分子1つ1つがコロイド粒子の大きさになっているコロイドを分子コロイドという。会合コロイドは，多数の分子が分子間力によって集まった(会合した)コロイドのことである。

6.（正）　透析とは，セロハンのような半透膜を用いてコロイド溶液から小さな分子やイオンなどの不純物を取り除く操作であり，コロイド溶液を精製することができる。

問2　沸騰している水に塩化鉄(Ⅲ)水溶液を少量ずつ加えると，水酸化鉄(Ⅲ)$Fe(OH)_3$の赤褐色の透明なコロイド溶液が得られる。コロイド溶液が得られた際，沸騰水のなかでは次の反応が起こっている。

$$FeCl_3 + 3H_2O \longrightarrow Fe(OH)_3 + 3HCl$$

反応式より，反応した$FeCl_3$($=162.5$)の物質量と生成した$Fe(OH)_3$の物質量が等しいので，$Fe(OH)_3$の物質量は，

$$4 \times \frac{40}{100} \times \frac{1}{162.5} = 9.846 \times 10^{-3}$$
$$\fallingdotseq 9.9 \times 10^{-3} \text{ (mol)}$$

問3　問2の反応で生じた塩化物イオン$Cl^-$，半透膜を通過できるので銀イオン$Ag^+$と反応し，白色の塩化銀$AgCl$が沈殿する。また，塩化銀は感光性があり，光を当てると分解して銀が析出し黒くなる。

$$2AgCl \longrightarrow 2Ag(黒) + Cl_2,$$

## 第四問

〔解答〕

12 3　13 9　14 8

〔出題者が求めたポイント〕

化学平衡，圧平衡定数

〔解答のプロセス〕

問1　反応前に$CO$が$x$ (mol)，$H_2$が$2x$ (mol)あるとして，$CO$が$a$ (mol)反応すると，

$$CO(気体) + 2H_2(気体) \rightleftarrows CH_3OH(気体)$$

| | | | |
|---|---|---|---|
| 反応前 | $x$ | $2x$ | $0$ (mol) |
| 反応量 | $-a$ | $-2a$ | $a$ (mol) |
| 平衡時 | $x-a$ | $2(x-a)$ | $a$ (mol) |

$CO$の分圧は50 kPaなので$H_2$の分圧は，(分圧比)＝(物質量比)より，

$H_2$の分圧$=50 \times 2 = 100$ (kPa)また，全圧が200 kPaなので

メタノールの分圧は，$200 - (50+100) = 50$ (kPa)

問2　圧平衡定数$K_P$は，$K_P = \dfrac{p_{CH_3OH}}{p_{CO} \times (p_{H_2})^2}$より，

$$\frac{p_{CH_3OH}}{p_{CO} \times (p_{H_2})^2} = \frac{50}{50 \times (100)^2} = 1.0 \times 10^{-4} \text{ (kPa}^{-2})$$

問3　反応前に$CO$が$y$ (mol)，$H_2$が$2y$ (mol)あるとして，$CO$が$b$ (mol)反応すると，

$$CO(気体) + 2H_2(気体) \rightleftarrows CH_3OH(気体)$$

| | | | |
|---|---|---|---|
| 反応前 | $y$ | $2y$ | $0$ (mol) |
| 反応量 | $-b$ | $-2b$ | $b$ (mol) |
| 平衡時 | $y-b$ | $2(y-b)$ | $b$ (mol)　合計　$3y-2b$ (mol) |

$CO$の分圧は100 kPaなので$H_2$の分圧は，(分圧比)＝(物質量比)より，

$H_2$の分圧$=100 \times 2 = 200$ (kPa)また，温度一定ならば圧平衡定数$K_P$は変わらないので

平衡時のメタノールの分圧を$p$ (kPa)とおくと，

$$\frac{p_{CH_3OH}}{p_{CO} \times (p_{H_2})^2} = \frac{p}{100 \times (200)^2} = 1.0 \times 10^{-4}$$
$$p = 400 \text{ (kPa)}$$

## 第五問

〔解答〕

15 4, 5　16 2, 6　17 1, 6

〔出題者が求めたポイント〕

Sの性質，Nの性質，Pの性質

〔解答のプロセス〕

問1

1.（誤）　常温では斜方硫黄が最も安定で，単斜硫黄もゴム状硫黄も長時間放置しておくと斜方硫黄に変化していく。

2.（誤）　亜鉛に希硫酸を加えると水素が発生する。

$$Zn + H_2SO_4 \longrightarrow ZnSO_4 + H_2$$

3.（誤）　硫化水素は還元作用を有する。

4.（正）　濃硫酸は吸湿性が強いので，乾燥剤として使われる。

5.（正）　三酸化硫黄$SO_3$を濃硫酸に吸収させた物質を発煙硫酸といい，蒸発した三酸化硫黄が空気中の水分と反応して霧状の硫酸を生じて白煙を出す。

6.（誤）　濃硫酸の希釈は，水に濃硫酸を少しずつ加えて希釈する。逆に，濃硫酸に水を加えると溶解熱により水が沸騰して硫酸とともに飛び散る危険がある。

問2

1.（誤）　一酸化窒素は，銅と希硝酸を反応させると得られる。

$$3Cu + 8HNO_3 \longrightarrow 3Cu(NO_3)_2 + 4H_2O + 2NO$$

2.（正）　一酸化窒素は，水に溶けにくいので水上置換で集める。二酸化窒素は，水にとけやすく，空気より重いため下方置換で集める。

3.（誤）　二酸化窒素は，水にとけて硝酸になり，水溶性は強酸性を示す。

二酸化窒素を温水と反応させる。

$$3NO_2 + H_2O \longrightarrow 2HNO_3 + NO$$

二酸化窒素を冷水と反応させる。

$$2NO_2 + H_2O \longrightarrow HNO_3 + HNO_2$$

4.（誤）　二酸化窒素は，銅と濃硝酸を反応させると得られる。

$$Cu + 4HNO_3 \longrightarrow Cu(NO_3)_2 + 2H_2O + 2NO_2$$

5.（誤）　Fe，Al，Co，Ni，Crなどは，濃硝酸や熱

濃硫酸とは不動態を形成するため溶けない。

6.（正）　硝酸は熱や光によって分解されるので，褐色の瓶に入れて冷暗所に保存する。

$$4HNO_3 \longrightarrow 4NO_2 + 2H_2O + O_2$$

問3

1.（正）　十酸化四リン $P_4O_{10}$ は吸湿性が強いので，乾燥剤や脱水剤として利用されている。十酸化四リン $P_4O_{10}$ に水を加えて加熱すると，3価の酸であるリン酸 $H_3PO_4$ となる。

$$P_4O_{10} + 6H_2O \longrightarrow 4H_3PO_4$$

2.（誤）　黄リンを窒素中で250℃付近で数時間加熱すると粉末状の赤リンになる。また，赤リンはマッチの摩擦面で利用されている。

3.（誤）　空気中で自然発火するのは黄リンである。

4.（誤）　黄リンは二硫化炭素に溶ける。

5.（誤）　リン酸カルシウムは不溶性の塩であり，リン酸二水素カルシウムは水溶性の塩である。

6.（正）　過リン酸石灰は硫酸カルシウム $CaSO_4$ とリン酸二水素カルシウム $Ca(H_2PO_4)_2$ の混合物で，リン酸肥料の原料である。リン酸カルシウムを硫酸に加えるとつくれる。

$$Ca_3(PO_4)_2 + 2H_2SO_4 \longrightarrow Ca(H_2PO_4)_2 + 2CaSO_4$$

## 第六問

〔解答〕

18 4　19 8　20 5

〔出題者が求めたポイント〕

アルコールの性質，エネルギー資源

〔解答のプロセス〕

問1　第1級アルコールを酸化するとアルデヒドを経てカルボン酸になる。

メタノール　⟶　ホルムアルデヒド　⟶　ギ酸

エタノール　⟶　アセトアルデヒド　⟶　酢酸

問2

a.（誤）　ヒドロキシ基–OH の数によって，価数が分類されている。また，C 原子数が少ないアルコールを低級アルコール，多いアルコールを高級アルコールという。

b.（正）　アルコールは，分子間に水素結合が形成されるため，同程度の炭化水素に比べて，沸点や融点がかなり高い。

c.（正）　アルコールにナトリウムを加えると水素が発生し，ナトリウムアルコキシドが生じる。

$$2R\text{-}OH + Na \longrightarrow 2ROna + H_2$$

d.（誤）　アルコールは炭素数が多くなるほど疎水性が増し，水に溶けにくくなる。

よって，低級アルコールは，高級アルコールに比べて水への溶解度が大きい。

問3　バイオエタノール(サトウキビやトウモロコシなどの植物を発酵させて，蒸留して生産されるエタノール)は，再生可能な自然エネルギーであり，その燃焼によって大気中の二酸化炭素量を増やさない点から，

カーボンニュートラルなエネルギー源としての将来性が期待されている。カーボンニュートラルというのは，二酸化炭素の放出と吸水が相殺されている状態である。要するに，二酸化炭素からつくられた植物由来の物質が最終的に二酸化炭素に戻るのであれば二酸化炭素濃度の増加はないという観点である。バイオエタノールと2－メチルプロペンを合成したエチルターシャリーブチルエーテルをガソリンに混ぜたものをバイオガソリンといい，自動車などでバイオガソリンを使用すると，温室効果ガスの発生を抑制できると考えられ，この効果によってバイオガソリンは地球温暖化防止に貢献できる環境にやさしい燃料といえる。また，選択肢のケミカルリサイクルやマテリアルリサイクルは，プラスチックリサイクルに関する用語である。

＜参考＞プラスチック再利用

プラスチックリサイクルには，プラスチックを焼却して発生するエネルギーを利用するサーマルリサイクル，プラスチック製品を溶かして原料料へと戻し，他のプラスチック製品の原料とするマテリアルリサイクル，熱や圧力をかけて元の石油原料や単量体に戻して再利用するケミカルリサイクルなどがある。

## 第七問

〔解答〕

21 1　22 6　23 5　24 6　25 1　26 1

〔出題者が求めたポイント〕

栄養素と消化酵素

〔解答のプロセス〕

問1

[A]

$$脂肪 \xrightarrow{リパーゼ} 脂肪酸 + モノグリセリド$$

モノグリセリドとは，グリセリンに1分子の脂肪酸がエステル結合したもの。

[B]

$$炭水化物(デンプン) \xrightarrow[だ液]{アミラーゼ} マルトース \xrightarrow[腸液]{アミラーゼ} グルコース$$

[C]

$$タンパク質 \xrightarrow{ペプシン，トリプシン，ペプチターゼ} アミノ酸$$

問2　問1を参照

問3　消化酵素のはたらきによって，脂肪・炭水化物・タンパク質を加水分解し，消化管から吸収されやすい形に変える作用がある。

問4　酵素には，それぞれ最適 pH があり，その条件にあうと反応が促進される。

（例）　ペプシン pH＝2，アミラーゼ pH＝7，トリプシン pH＝8

平成28年度

問 題 と 解 答

# 英 語

## 問題

28年度

Ⅰ. 次の英文の (        ) に入る語句として最も適切なものを、それぞれ1から4の中から1つ選び、その番号をマークしなさい。　【 解答番号 [ 1 ] ～ [ 8 ] 】

1. Coffee (        ) is supposed to be related to caffeine intake.
   1. output
   2. dripping
   3. consumption
   4. manufacturing
   [ 1 ]

2. Properly (        ), Thomas eventually established a venture business with former colleagues.
   1. to train
   2. trained
   3. being training
   4. for training
   [ 2 ]

3. Japanese students studying overseas (        ) at about 83,000 in 2004, but fell to about 58,000 in 2010.
   1. reached
   2. arrived
   3. peaked
   4. topped
   [ 3 ]

4. There is no surprise considering the (        ) financial difficulties the industry faces.
   1. elevating
   2. rising
   3. intensifying
   4. mounting
   [ 4 ]

5. If you're looking for something a bit special, you can find a (        ) variety of places which suit your needs.
   1. long
   2. wide
   3. relaxed
   4. broad
   [ 5 ]

6. Scientists have (        ) with many explanations for why the sky is blue.
   1. come up
   2. looked into
   3. put up
   4. given in
   [ 6 ]

7. The results of the study didn't (        ) recommending diets to the public.
   1. justify
   2. keep
   3. excuse
   4. care
   [ 7 ]

8. The participants did not lose weight and their weights (        ) steady.
   1. reminded
   2. retained
   3. remained
   4. recalled
   [ 8 ]

Ⅱ. 次の各英文の下線部の単語に最も近い意味を表すものを、それぞれ 1 から 4 の中から 1 つ選び、その番号をマークしなさい。　　【 解答番号　9　〜　12　】

1. Future service robots will be intelligent and able to navigate the changing environment, even <u>chaotic</u> hospital settings.

   1. clean　　　　　　　　　　　　2. organized
   3. confused　　　　　　　　　　4. upset

9

2. The U.S. Supreme Court last year <u>ruled</u> that a law forbidding the federal government from recognizing same-sex marriages was unconstitutional.

   1. decided　　　　　　　　　　2. admitted
   3. examined　　　　　　　　　　4. banned

10

3. There is a <u>common</u> belief that Americans get fat because they eat too many carbohydrates.

   1. huge　　　　　　　　　　　　2. sharing
   3. rare　　　　　　　　　　　　4. widespread

11

4. No one was <u>convinced by</u> his explanation at the press conference.

   1. influenced with　　　　　　　2. persuaded by
   3. informed of　　　　　　　　4. surprised at

12

Ⅲ. 次の各英文で間違っている箇所を、それぞれ 1 から 4 の中から 1 つ選び、その番号をマークしなさい。　　【 解答番号　13　〜　15　】

1. <u>Except for</u> <u>not smoking</u>, the evidence <u>on</u> what <u>makes healthy lifestyle</u> is largely
     1　　　　　2　　　　　　　　　3　　　　　　　4
indirect.

13

2. <u>Most of people</u> in the world now <u>appreciate</u> that <u>the Internet</u> is a useful <u>means</u> of
   1　　　　　　　　　　　　2　　　　　　3　　　　　　　　4
communication.

14

3. <u>Had we</u> <u>had enough time</u>, we <u>could have founded</u> all the solutions <u>for the issues</u>.
     1            2                    3                              4

| 15 |
|---|

Ⅳ. 次の A と B の会話が自然な流れとなるように、（　　　　）の中に入る語句として最も適切なものを、それぞれ 1 から 4 の中から 1 つ選び、その番号をマークしなさい。

【 解答番号   | 16 | ～ | 18 | 】

1. A: Excuse me, but this isn't what I ordered.

   B: Oh, I'm sorry I'll change it for you straight away.

   A: (　　　　)

     1. That's all.

     2. That's right.

     3. Thank you.

     4. You are correct.

| 16 |
|---|

2. A: Hi, Sara.　What's up?

   B: Hi, Steven.　I'm waiting in line to buy software for a new game.

   A: The line is too long.　(　　　　)

   B: You are right.　They are going to close soon.

     1. How about playing it now?

     2. It is getting close.

     3. That's no way out.

     4. Why don't you come back tomorrow?

| 17 |
|---|

3. A: Good morning.　What can I do for you today?

   B: The medicine you gave me yesterday isn't effective.　I still have a bad pain.

   A: (　　　　)

     1. Did you take it as directed?

     2. I didn't give you any medicine.

     3. You should have taken the medicine.

     4. Will you come back here tomorrow?

| 18 |
|---|

Ⅴ．次の英文の空欄に入る語として最も適切なものを、それぞれ 1 から 4 の中から 1 つ選び、その番号をマークしなさい。　【 解答番号　19　～　24　】

(A) Researchers in the United States have recently found that common over-the-counter drugs may increase the risk of dementia* ア people over 65. The drugs include medicine to promote sleep and treat allergies. A study found that older adults who took anticholinergics* for more than three years had a higher risk of developing dementia. According to the study, eight hundred out of thirty-five hundred participants, who took standard daily doses of drugs such as antihistamines* and drugs イ bladder* control, developed dementia after an average follow-up of seven years. An increased risk of dementia was also seen among those who took medications to treat depression. Investigators say people should not panic and stop taking their medications. ウ , they advise that those who take suspect drugs should talk to their doctors and get safer alternatives.

dementia* 認知症　　　　　　　anticholinergic* 抗コリン作用薬
antihistamine* 抗ヒスタミン剤　　bladder* 膀胱

| ア | 1. onto | 2. around | 3. between | 4. among | 19 |
| イ | 1. to | 2. for | 3. with | 4. under | 20 |
| ウ | 1. Rather | 2. Although | 3. However | 4. Accordingly | 21 |

(B) Symptoms and signs are used by health care professionals as clues that can help determine the most likely diagnosis when illness is present. They are エ used to compose a listing of the possible diagnoses. A symptom is any subjective evidence of disease, while a sign is any objective evidence of disease. オ , a symptom is a phenomenon that is experienced by the individual affected by the disease, while a sign is a phenomenon that can be detected by someone other than the individual affected by the disease. カ , anxiety, pain, and fatigue are all symptoms. In contrast, a bloody nose is a sign of injured blood vessels in the nose that can be detected by a doctor, a nurse, or another observer.

| エ | 1. still | 2. also | 3. very much | 4. often | 22 |
| オ | 1. Therefore | 2. Regardless | 3. Besides | 4. Furthermore | 23 |
| カ | 1. Yet | 2. In addition | 3. For example | 4. However | 24 |

VI. 次の英文を読み、3つの設問に対して最も適切な答えをそれぞれ1から4の中から1つ選び、その番号をマークしなさい。

【 解答番号 | 25 | 〜 | 27 | 】

　　A number of previous studies have shown that people who are organized and predictable typically eat better and live longer than people who are disorderly. They also tend to have perfectly clean offices.　What has been less clear is whether neat environments can produce good habits even in those who aren't necessarily tidy and organized.　To find out, researchers at the University of Minnesota conducted a series of experiments.

　　In the first experiment, they randomly assigned a group of college-age students to spend time in two office spaces, one of which was exquisitely neat, the other wildly cluttered with papers and other work-related trash.　The students spent their time filling out questionnaires unrelated to the study.　After 10 minutes, they were told they could leave and were offered an apple or a chocolate bar as they exited.　Those students who sat in the orderly office were twice as likely to choose the apple than those who sat amid* the mess.

　　A second experiment, however, found that working in chaos has its advantages, too.　In this one, college students were placed in a messy or a neat office and asked to dream up new uses for Ping-Pong balls.　Those in messy spaces generated ideas that were significantly more creative, according to two independent judges, than those plugging away in offices where stacks of papers and other objects were neatly aligned.

　　The leader of the study says that few previous studies found much virtue in disarray.　The broken-windows theory, proposed decades ago, suggests that even slight disorder and neglect can encourage indifference, poor discipline and negative feelings.　Chaos causes chaos.　But in the present study, disorderly offices encouraged originality and a search for novelty.　In the final portion of the study, adults were given the choice of adding a health "boost" to their lunchtime smoothie that was labeled either "new" or "classic."　The volunteers in the messy space were far more likely to choose the new one; those in the tidy office generally opted for the classic version.　The research team concluded that disorderly environments seem to inspire breaking free of tradition, which can produce fresh insights.

The implications of these findings are also practical.　The leading researcher of the study says, "My advice would be, if you need to think outside the box for a future project, then let the clutter rise and release your imagination.　But if your primary goal is to eat well or to go to the gym, pick up around your office first.　By doing this, the naturally messy can acquire some of the discipline of the tidiness".

amid*　〜の真ん中に

1.　Which of the following would be the closest in meaning to the underlined word in the fourth paragraph?

　1. disorder

　2. excitement

　3. intolerance

　4. laziness

　　　　　　　　　　　　　　　　　　　　　　　　　　　| 25 |

2.　In the first experiment, the researchers asked the participants to choose an apple or a chocolate bar in order (　　　　).

　1. to check whether the participants' choice of food is healthy

　2. to examine the participants' tastes in food choices

　3. to find the percentage of health-conscious participants

　4. to investigate whether their environment can influence their eating behavior

　　　　　　　　　　　　　　　　　　　　　　　　　　　| 26 |

3.　According to the passage, which of the following is NOT true?

　1. Participants in the first experiment did something unrelated to the aim of the study in the room they were assigned to.

　2. Participants in the second experiment were told to think about a unique way to use a Ping-Pong ball.

　3. Participants who chose a classic label of smoothie in the third experiment were considered to be tidy.

　4. Participants working in a messy room may have some benefits if they want to be imaginative.

　　　　　　　　　　　　　　　　　　　　　　　　　　　| 27 |

Ⅶ. 次の英文を読み、３つの設問に対して最も適切な答えをそれぞれ１から４の中から１つ選び、その番号をマークしなさい。

【 解答番号　28 　～　30 　】

Approximately 30 percent of young children in the U.S. have eating disorders, and some pediatric* patients are struggling with what is referred to as selective eating disorder (SED).　Children with SED eat only a very narrow range of foods and refuse all others.　Although a whole medical and eating history needs to be taken into (　a　) before diagnosing such children, some of the signs of selective eating include accepting 15 foods or fewer, omitting whole food groups-usually meat and vegetables.　Most commonly preferred food items are chicken nuggets, bread, French fries, yogurt, and pasta.

Children with SED don't just have strong food preferences.　They have extreme sensitivity to the sights, smells and textures associated with different foods, and trying a new food terrifies them.　Children with SED often have neurological, sensory integration or developmental disorders.　Picky eaters, on the other hand, can tolerate new foods and enjoy them.　Both picky eaters and those with SED do have a genetically based tendency for such behavior, but the picky eater is more likely to be influenced by environmental factors.　In contrast, people with SED limit their food choices (　b　) sensory qualities other than taste.

Sophia, a 19-year-old girl, has eaten nothing but pizza for the last eight years, and it has to be cheese and tomato.　When she thought of any other kind of food, even a different type of pizza, she was filled with terror.　The condition started after she had a stomachache when she was a toddler*, and she began to fear food and could only manage cheesy pasta.　She moved on to pizza when she was 11 years old. She says if she doesn't have time to eat a pizza breakfast before classes, she will go all day without eating, because there is nothing else she can eat.

Malnutrition is always a consideration when children have SED, and considering that they're growing rapidly, this is of great concern.　The foods that SED children prefer tend to be bland*; they are texturally uniform, easy to chew, and not colorful.　They also tend to be processed and salty, so high blood pressure and obesity are risks associated with selective eating disorder.　Such eating habits during childhood and young adulthood can severely affect their health later in life.

A food expert states that the parent-child feeding relationship plays a great role in the occurrence of food disorders. Severe eating problems must be considered in the context of parental feeding strategies as well as in the context of the child's medical and developmental history. For example, if children are irritable, or have some medical problems, they are more likely to develop 'food intake disorders.' However, the parent-child feeding relationship is the most important factor.

pediatric* 小児科の　　toddler* 歩き始めの子ども　　bland* 風味のない

1. Choose the most appropriate expression for (　a　) and (　b　).
    1. ( a ) consideration　　　( b ) resulting in
    2. ( a ) sight　　　　　　　( b ) because of
    3. ( a ) idea　　　　　　　 ( b ) causing
    4. ( a ) account　　　　　　( b ) due to

| 28 |

2. According to the passage, which of the following is true?
    1. Children with SED can eat only cheese and tomato pizza.
    2. Kids with SED cannot change their eating habits because of their strong sensory disposition.
    3. Similar to those with SED, picky eaters cannot adapt themselves to the environment.
    4. Those diagnosed with SED will suffer from overweight later in life.

| 29 |

3. The author would NOT probably agree that
    1. Care-takers of small children should consider their feeding strategies.
    2. Children with some medical problems are more likely to suffer from eating disorder.
    3. Those diagnosed with SED are just stubborn eating only what they like.
    4. What is most important about children with SED is their health.

| 30 |

# 数　学

## 問題　28年度

第一問　次の問に答えよ。

(1) $\sqrt{7+4\sqrt{3}}$ の整数部分を $a$，小数部分を $b$ とするとき，$\dfrac{a}{b}-\dfrac{b}{a+b-1}$ の値

は $\dfrac{\boxed{1)}\,\sqrt{\boxed{2)}}-\boxed{3)}}{\boxed{4)}}$ である。

(2) 正の整数 $x$, $y$ について $\sqrt{12-\sqrt{x}}=y-\sqrt{3}$ が成り立つとき，

$$x=\boxed{5)}\,\boxed{6)}\,\boxed{7)}\ ,\ y=\boxed{8)}$$

である。

第二問　右図のような，東西に5本，南北に8本の道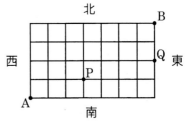
がある。A地点からB地点へ最短距離で行く
道順について次の問に答えよ。

(1) その道順は全部で 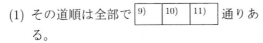 通りあ
る。

(2) P地点を通る道順は $\boxed{12)}\boxed{13)}\boxed{14)}$ 通りある。

(3) P地点を通るが，Q地点は通らない道順は $\boxed{15)}\boxed{16)}\boxed{17)}$ 通りある。

第三問　$\log_{10} 2 = a$，$\log_{10} 3 = b$ とするとき，次の問に答えよ。

(1) $(\log_{10} 100)^{2\log_2 7} + \log_{10} 720 = \boxed{\phantom{18)}}^{18)} a + \boxed{\phantom{19)}}^{19)} b + \boxed{\phantom{20)}}^{20)}\boxed{\phantom{21)}}^{21)}$ である。

(2) $\log_{10} 67.5 = -\boxed{\phantom{22)}}^{22)} a + \boxed{\phantom{23)}}^{23)} b + \boxed{\phantom{24)}}^{24)}$ である。

第四問　放物線 $y = x^2$ を $C$ とする。第 1 象限内で $C$ に接する接線 $\ell_1$ と，第 2 象限内で $C$ に接する接線 $\ell_2$ が直交しているとき，次の問に答えよ。

(1) $\ell_1$ と $\ell_2$ の交点の $y$ 座標は $-\dfrac{\boxed{25)}}{\boxed{26)}}$ である。

(2) $\ell_1$ の傾きが 1 であるとき，$C$, $\ell_1$, $\ell_2$ で囲まれた部分の面積は $\dfrac{\boxed{27)}}{\boxed{28)}\ \boxed{29)}}$ である。

# 化　学

## 問題

28年度

---

第　一　問　　　次の問1〜3に答えよ。　　　　　　　　　　［解答番号 　1 〜 　3 ］

問1　第2周期元素のうち、電気陰性度が水素原子より大きいものはいくつあるか。
　　　その数をマークせよ。　　　　　　　　　　　　　　　　　　　　　　　　　　　　　　　　［解答番号 　1 ］

　　　　1.　1　　　　　　2.　2　　　　　　3.　3　　　　　　4.　4　　　　　5.　5
　　　　6.　6　　　　　　7.　7　　　　　　8.　8　　　　　　9.　0

問2　第2周期元素の水素化合物のうち、非共有電子対をもつものはいくつあるか。
　　　その数をマークせよ。　　　　　　　　　　　　　　　　　　　　　　　　　　　　　　　　［解答番号 　2 ］

　　　　1.　1　　　　　　2.　2　　　　　　3.　3　　　　　　4.　4　　　　　5.　5
　　　　6.　6　　　　　　7.　7　　　　　　8.　8　　　　　　9.　0

問3　次の選択肢 1〜6 のうち、物質量が最も小さいものはどれか。ただし、原子量
　　　は H＝1、C＝12、O＝16、I＝127、アボガドロ定数は $6.02×10^{23}$ /mol とする。
　　　　　　　　　　　　　　　　　　　　　　　　　　　　　　　　　　　　　　　　　［解答番号 　3 ］

　　　　1.　$3.01×10^{24}$ 個のリチウム原子
　　　　2.　標準状態で 28.0 L の二酸化炭素
　　　　3.　18 g のダイヤモンド中に含まれる炭素原子
　　　　4.　356 g のヨウ素単体
　　　　5.　エタノール 0.5 mol を完全燃焼させたとき生成する水
　　　　6.　ベンゼン 31.2 g を完全燃焼させたとき生成する水

第　二　問　　　次の問 1～3 に答えよ。　　　　　　　　［解答番号　4　～　6　］

問 1　酸と塩基に関する次の記述のうち、正しいものを選べ。　　［解答番号　4　］

【ア】　水溶液中の酢酸の電離度は、その濃度が小さくなるにつれて、小さくなる。

【イ】　酸や塩基のうすい溶液における水のイオン積は、温度一定の条件では、pH によらず一定である。

【ウ】　酢酸水溶液に水酸化ナトリウムを加えると、溶液中の酢酸イオンの濃度は減少する。

【エ】　pH が 13 の水酸化ナトリウム水溶液を水で 1000 倍に希釈すると、pH は 11 になる。

【オ】　1 価の酸よりも 3 価の酸の方が強い酸である。

1.　アのみ　　　2.　イのみ　　　3.　ウのみ　　　4.　エのみ　　　5.　オのみ
6.　ア、イ　　　7.　イ、エ　　　8.　ウ、エ　　　9.　ウ、オ　　　0.　ア、オ

問 2　下記の a～i に示す酸と塩基の中で、1 価の強酸の物質数と 2 価の強塩基の物質数を合計するといくつか。その数をマークせよ。ただし、あてはまるものがない場合、0 をマークせよ。　　　　　　　　　　　　　　　［解答番号　5　］

a.　硝酸　　　　　　　　　b.　硫化水素　　　　　　　c.　アンモニア
d.　水酸化銅(II)　　　　　e.　水酸化カルシウム　　　f.　水酸化ナトリウム
g.　水酸化カリウム　　　　h.　二酸化炭素　　　　　　i.　水酸化バリウム

問 3　0.05 mol/L 塩酸 10 mL と 0.02 mol/L 硫酸 10 mL の混合液を中和するのに、必要な 0.10 mol/L 水酸化ナトリウム水溶液は何 mL であるか。最も近い値を選べ。　　　　　　　　　　　　　　　　　　　　　　［解答番号　6　］

1.　3　　　　　2.　4　　　　　3.　5　　　　　4.　6　　　　　5.　7
6.　8　　　　　7.　9　　　　　8.　10　　　　9.　11　　　　0.　12

第　三　問　　　次の問1〜3に答えよ。　　　　　　　[解答番号　7 〜 9 ]

問1　次の【ア】〜【オ】は、それぞれある元素の酸化物の性質を述べたものである。
　　　あてはまる元素の正しい組合せはどれか。　　　　　　[解答番号　7 ]

【ア】　無色の固体で塩酸や硫酸には溶けないが、フッ化水素酸には溶ける。
【イ】　赤褐色の気体で水に溶け、その水溶液は強酸性を示し、酸化作用をもつ。
【ウ】　きわめて吸湿性の強い白い粉末で、熱水と反応すると3価の酸をつくる。
【エ】　黒色の粉末で水に溶けないが、酸には溶けて青色の溶液となる。
【オ】　黒色の粉末で濃塩酸と加熱すると塩素を発生して溶け、溶液は淡桃色になる。

|   | 【ア】 | 【イ】 | 【ウ】 | 【エ】 | 【オ】 |
|---|---|---|---|---|---|
| 1 | Ca | Br | Fe | Zn | Cu |
| 2 | Mg | S | Zn | Ag | Ca |
| 3 | Al | Cl | Ag | Fe | Zn |
| 4 | Zn | F | Al | C | Ag |
| 5 | Si | N | P | Cu | Mn |
| 6 | Ca | Cl | Ag | C | Zn |
| 7 | Mg | S | Zn | Cu | Ag |
| 8 | Zn | N | P | Ag | Ca |
| 9 | Al | F | Fe | Zn | Cu |
| 0 | Si | Br | Al | Fe | Mn |

問2　下記の**気体**とその**乾燥剤**の組合せとして正しいものはどれか。
　　　　　　　　　　　　　　　　　　　　　　　　[解答番号　8 ]

|   | 気体 | 乾燥剤 |
|---|---|---|
| 1 | 塩素 | 濃硫酸 |
| 2 | アンモニア | 十酸化四リン |
| 3 | 二酸化炭素 | 酸化カルシウム |
| 4 | 塩酸 | ソーダ石灰 |
| 5 | 二酸化窒素 | 酸化カルシウム |

問3　次の【カ】～【コ】の合金に含まれる元素の正しい組合せはどれか。

［解答番号　9　］

【カ】洋銀
【キ】青銅（ブロンズ）
【ク】黄銅（しんちゅう）
【ケ】ステンレス鋼
【コ】無鉛はんだ

|   | 【カ】 | 【キ】 | 【ク】 | 【ケ】 | 【コ】 |
|---|---|---|---|---|---|
| 1 | Zn | Ni | Sn | Ni | Ag |
| 2 | Ni | Zn | Cr | Cr | Cu |
| 3 | Cu | Sn | Zn | Cu | Mg |
| 4 | Ni | Sn | Zn | Cr | Ag |
| 5 | Cu | Ni | Sn | Ni | Mg |
| 6 | Zn | Zn | Cr | Cu | Cu |

第　四　問　　次の図は、アセチレンを中心とした反応経路図である。問 1 ～ 3 に答えよ。　　　　　　　　　　　　　　　　　　　［解答番号　10　～　12　］

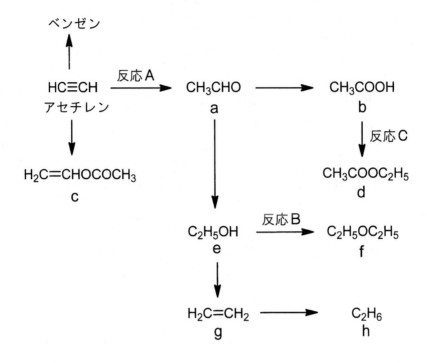

問 1　次の【ア】～【ウ】に該当する語句と化合物の正しい組合せはどれか。
　　　　　　　　　　　　　　　　　　　　　　　　　　　　［解答番号　10　］

（1）化合物 a を【ア】すると化合物 b になる。
（2）【イ】は、ヨードホルム反応に陽性の化合物である。
（3）【ウ】とホルムアルデヒドは、同じ組成式である。

|   | 【ア】 | 【イ】 | 【ウ】 |
|---|---|---|---|
| 1 | 酸化 | a と b | c |
| 2 | 酸化 | b と d | b |
| 3 | 酸化 | a と e | b |
| 4 | 酸化 | b と c | c |
| 5 | 酸化 | a と e | d |
| 6 | 還元 | a と b | c |
| 7 | 還元 | b と d | b |
| 8 | 還元 | a と e | b |
| 9 | 還元 | b と c | c |
| 0 | 還元 | a と e | d |

問2　アセチレンからベンゼンの合成は、【エ】反応である。この反応を応用してプロピン(メチルアセチレン) $CH_3C \equiv CH$ からベンゼン誘導体を合成するとき、考えられる異性体の数は【オ】個である。【エ】と【オ】にあてはまる正しい語句と数字の組合せはどれか。　　　　　　　　　　　　　　　　［解答番号　11　］

|   | 【エ】 | 【オ】 |
|---|------|------|
| 1 | 重合 | 1 |
| 2 | 重合 | 2 |
| 3 | 重合 | 3 |
| 4 | 重合 | 4 |
| 5 | 縮合 | 1 |
| 6 | 縮合 | 2 |
| 7 | 縮合 | 3 |
| 8 | 縮合 | 4 |

問3　先の反応経路図で反応 A～C の反応条件の正しい組合せはどれか。
　　　　　　　　　　　　　　　　　　　　　　　　　　　　　［解答番号　12　］

【カ】　硫酸水銀(II)を触媒として水を付加させる。
【キ】　硫酸酸性 $KMnO_4$ 水溶液と反応させる。
【ク】　濃硫酸と約 170℃で加熱する。
【ケ】　濃硫酸と約 130℃で加熱する。
【コ】　エタノールとの混液に濃硫酸を加えて加熱する。
【サ】　エタノールとの混液に水酸化ナトリウム水溶液を加えて加熱する。

|   | 反応 A | 反応 B | 反応 C |
|---|------|------|------|
| 1 | カ | ク | コ |
| 2 | カ | ク | サ |
| 3 | カ | ケ | コ |
| 4 | カ | ケ | サ |
| 5 | キ | ク | コ |
| 6 | キ | ク | サ |
| 7 | キ | ケ | コ |
| 8 | キ | ケ | サ |

第 五 問　　次の問1～3に答えよ。　　　　　　［解答番号 13 ～ 15 ］

問1　次の物質を水に溶かしたとき、分子コロイドの溶液となるものを2つ選び、
　　　解答番号 13 に 2つマークせよ。　　　　　　　　　　［解答番号 13 ］

1. セッケン　　　2. ショ糖　　　3. デンプン（温水）
4. 卵白　　　　　5. 塩化ナトリウム　　6. 塩酸

問2　硫黄のコロイド溶液に電圧をかけると、硫黄粒子は陽極へ移動する。次のイオンのうち、もっとも少量で硫黄粒子を凝集させるイオンを1つ選べ。
　　　　　　　　　　　　　　　　　　　　　　　　　　　　　　［解答番号 14 ］

1. $NO_3^-$　　　2. $Cl^-$　　　3. $K^+$
4. $Al^{3+}$　　　5. $Ca^{2+}$　　6. $SO_4^{2-}$

問3　コロイドに関する次の記述のうち、正しいものを選べ。　［解答番号 15 ］

【ア】　コロイド溶液に横から強い光を当てると、光の進路が明るく輝いて見える。この現象をブラウン運動という。
【イ】　正コロイド粒子の溶液に電極を差し込んで直流電圧をかけると、コロイド粒子は陽極の方へ移動する。
【ウ】　粘土や水酸化鉄(III)のコロイドは、水との親和性が大きい。
【エ】　親水コロイドに、塩化ナトリウムのような電解質を多量に加えると沈殿する。この現象を透析という。
【オ】　疎水コロイドに親水コロイドを加えると、凝析しにくくなることがある。このような働きをする親水コロイドを、保護コロイドという。

1. アのみ　　2. イのみ　　3. ウのみ　　4. エのみ　　5. オのみ
6. ア、イ　　7. イ、エ　　8. ウ、エ　　9. ウ、オ　　0. ア、オ

第　六　問　　　次の問1〜3に答えよ。ただし、気体はすべて理想気体とし、気体定数 $R=8.3×10^3$ [Pa・L/(K・mol)] とする。[解答番号 $\boxed{16}$ 〜 $\boxed{20}$ ]

問1　下記の【ア】〜【ウ】にあてはまる原理・法則名として、正しいものをそれぞれ選べ。

【ア】　可逆反応が平衡状態にあるとき、濃度、圧力、温度などの条件を変化させると、その変化による影響を打ち消す方向に平衡が移動し、新しい平衡になる。　　　　　　　　　　[解答番号 $\boxed{16}$ ]

【イ】　一定物質量の気体の体積は、圧力に反比例し、絶対温度に比例する。　　　　　　　　　　　　　　　　[解答番号 $\boxed{17}$ ]

【ウ】　温度が一定ならば、一定量の溶媒に溶ける気体の質量は、その気体の圧力に比例する。　　　　　　　　　　[解答番号 $\boxed{18}$ ]

1.　ヘスの法則　　　　　　　　　2.　マルコフニコフの法則
3.　ボイル・シャルルの法則　　　　4.　ヘンリーの法則
5.　ファントホッフの法則　　　　　6.　アボガドロの法則
7.　ルシャトリエの原理　　　　　　8.　倍数比例の法則

問2　50.5 kPa で 200 mL の気体は、同じ温度で 500 mmHg のとき、何 mL になるか。最も近い値を選べ。　　　　　　　　　[解答番号 $\boxed{19}$ ]

1.　19　　　　2.　38　　　　3.　76　　　　4.　152　　　5.　228
6.　304　　　7.　456　　　8.　684　　　9.　912　　　0.　1368

問3　理想気体を 427℃、$9.09×10^3$ kPa にすると、密度は標準状態の何倍になるか。最も近い値を選べ。　　　　　　　[解答番号 $\boxed{20}$ ]

1.　15　　　　2.　27　　　　3.　35　　　　4.　52　　　　5.　78
6.　150　　　7.　270　　　8.　350　　　9.　520　　　0.　780

第　七　問　　　次の問 1～3 に答えよ。　　　　　　　　［解答番号　21 ～ 23 ］

問1　アミノ酸に関する次の記述のうち、正しいものはいくつあるか。その数をマークせよ。ただし、正しいものがない場合、0 をマークせよ。

　　　　　　　　　　　　　　　　　　　　　　　　　　　　　　［解答番号　21 ］

【ア】　ヒトにおける必須アミノ酸の例として、フェニルアラニン、メチオニンおよびリシンがあげられる。

【イ】　アラニンは分子中に不斉炭素をもたないので、鏡像異性体は存在しない。

【ウ】　陽イオン、双性イオン、陰イオンの電荷の総和が全体として 0 になるアミノ酸の水溶液の pH を、そのアミノ酸の等電点という。

【エ】　酸性アミノ酸は塩基性側に、塩基性アミノ酸は酸性側に等電点をもつ。

【オ】　アミノ酸に無水酢酸を作用させると、カルボキシ基がアセチル化され、酸としての性質を失う。

【カ】　ニンヒドリン反応はアミノ酸のカルボキシ基を検出する方法であり、アミノ酸にニンヒドリン水溶液を加えて温めると、紫色に呈色する。

問2　グリシン、セリン、フェニルアラニン各 1 分子からなる鎖状のトリペプチドには何種類の構造異性体が存在するか。正しい数をマークせよ。ただし、不斉炭素原子をもつアミノ酸はすべて L 型とする。　　　　　［解答番号　22 ］

| | | | | |
|---|---|---|---|---|
| 1. 1 | 2. 2 | 3. 3 | 4. 4 | 5. 5 |
| 6. 6 | 7. 7 | 8. 8 | 9. 9 | 0. 10 |

問3 ペプチド・タンパク質に関する次の記述のうち、正しいものはいくつあるか。その数をマークせよ。ただし、正しいものがない場合、0 をマークせよ。

[解答番号 | 23 |]

【ア】 タンパク質の二次構造には、ポリペプチド鎖がらせん状に巻いたβ−シート構造や、ジグザグ状に折れ曲がったα−ヘリックス構造などがある。

【イ】 水に溶けるタンパク質の水溶液は、親水コロイド溶液である。

【ウ】 タンパク質は、熱、強酸・強塩基、アルコール、重金属イオン（$Cu^{2+}$ など）の作用により、凝固・沈殿する。これを塩析とよぶ。

【エ】 ジペプチドの水溶液に水酸化ナトリウム水溶液を加えた後、少量の硫酸銅(II)を加えると赤紫色になる。

【オ】 芳香族アミノ酸を含むタンパク質の水溶液に濃硝酸を加えて熱すると黄色になり、さらにアンモニア水を加えて塩基性にすると、橙黄色になる。

【カ】 硫黄を含むタンパク質の水溶液に濃い水酸化ナトリウム水溶液を加えて加熱した後、酢酸で中和し、酢酸鉛(II)を加えると、赤色沈殿を生じる。

# 英　語

## 解答　28年度

【公募推薦】

**Ⅰ**
〔解答〕
1. 3　2. 2　3. 3　4. 4
5. 2　6. 1　7. 1　8. 3

〔出題者が求めたポイント〕
1. 「コーヒーを飲むこと」の意味なので、consumption「消費」が適切。output「生産高」
2. Properly trained「適切な訓練を受けたので」の意味の分詞構文。文の主語が Thomas なので、受動の分詞構文になる。元の形、Having been properly trained から Having been が省略された形
3. reached は他動詞なので不可。peak at ～で「最高～に達する」
4. mounting「増大する」。rising は difficulties にはかからない
5. a wide variety of ～「非常に多様な～」
6. come up with ～「～を思いつく」
7. justify ～「～を正当化する」
8. remain ～「～のままである」。他の選択肢は全て他動詞なので不可

〔全訳〕
1. コーヒーを飲むことはカフェインの摂取と関連があると思われる。
2. 適切な訓練をうけて、トーマスはついに以前の同僚とベンチャービジネスを立ち上げた。
3. 海外で学ぶ日本人学生の数は 2004 年に約 83,000 人で頂点を打ったが、2010 年には約 58,000 人にまで減った。
4. その業界が直面する増大する財政困難を考慮すれば驚きではない。
5. あなたがちょっと特別なものを探せば、あなたの必要に見合う非常に様々な場所を見つけられる。
6. 科学者は、なぜ空が青いかの説明を数多く考え出してきた。
7. その研究の結果は、大衆に対してダイエットを薦めることを正当化しなかった。
8. 参加者たちの体重は減ることなく、彼らの体重は変わらないままだった。

**Ⅱ**
〔解答〕
1. 3　2. 1　3. 4　4. 2

〔出題者が求めたポイント〕
1. chaotic「混沌とした」。clean「清潔な」。organized「組織的な」。confused「混乱した」。upset「気持ちが動転した」
2. rule ～「(法廷が) ～と判決を下す」。decide ～「～と決定する」。admit ～「～を認める」。examine ～「～

を調べる」ban ～「～を禁じる」
3. common「社会一般の」。huge「巨大な」。sharing「分け前」。widespread「広く行き渡った」
4. convinced by ～「～によって説得される」。persuaded by ～「～によって説得される」

〔全訳〕
1. 未来のサービス・ロボットは知的であり、変化する環境を移動できるだろう。混沌とした病院の中でさえ。
2. アメリカの最高裁判所は去年、連邦政府が同性婚を禁じる法律は違憲であるとの判決を下した。
3. アメリカ人は炭水化物を食べすぎるので太るという一般的な意見がある。
4. 記者会見における彼の説明に誰も納得しなかった。

**Ⅲ**
〔解答〕
1. 4　2. 1　3. 3

〔出題者が求めたポイント〕
1. 下線部 4 は、makes a healthy lifestyle が正しい形
2. 下線部 1 は、Most of the people が正しい形
3. 下線部 3 は、could have found が正しい形

〔全訳〕
1. 禁煙を除き、健康的な生活スタイルを作るものについての証拠は大部分間接的なものである。
2. 今日世界の人々の多くは、インターネットが有用なコミュニケーション手段であると認識している。
3. 十分な時間があったなら、我々はその問題の全ての解決策を発見することができたであろう。

**Ⅳ**
〔解答〕
1. 3　2. 4　3. 1

〔出題者が求めたポイント〕
1. 相手が求めに応じてくれたのだから、Thank you.「ありがとう」が適切
2. 空欄に対する返答が、You are right.「君の言う通りだ」なので、その返答を促す、Why don't you come back tomorrow?「明日もう一度きたら？」が適切
3. 「昨日の薬が効かない」に対する応答なので、Did you take it as directed?「指示通りに飲みましたか？」が適切

〔全訳〕
1.
A：すみませんが、これは私が注文したものではありません。
B：まあ、ごめんなさい。すぐに交換いたします。
A：ありがとう。
2.
A：やあ、サラ。どうしたの？
B：ハイ、スティーブン。新しいゲームのソフトを買

おうと列に並んでいるんだ。

A：列長すぎるよね。明日もう一度きたら？

B：君の言う通りだ。もうすぐ閉まるよね。

3.

A：おはよう。今日のご用件は？

B：あなたが昨日私にくれた薬が効かない。まだひどく痛い。

A：指示通りに飲みましたか？

## Ⅴ

〔解答〕

(A)

ア 4　イ 2　ウ 1

(B)

エ 2　オ 1　カ 3

〔出題者が求めたポイント〕

(A)

ア 「65 歳以上の人々の中で」という意味なので、among が適切

イ 「～のための」の意味なので、for が適切

ウ 「そうではなくて」の意味なので、Rather が適切

(B)

エ 前文を受けて、「症状や兆候」が用いられる 2 つ目の例なので、also が適切

オ 前文を受けて、「だから」という結論を導くので、Therefore が適切

カ 前文を受けて、「例えば」と例を導くので、For example が適切

〔全訳〕

(A)

　アメリカの研究者は最近、通常の OTC 医薬品（市販薬）が、65 歳以上の人の認知症のリスクを増加させるかもしれないことを発見した。これらの薬には睡眠導入剤やアレルギー治療薬がある。ある研究は、抗コリン作用薬を 3 年以上摂取した老人は、認知症になるリスクが高くなることを発見した。この研究によれば、抗ヒスタミン剤や膀胱調整用薬といった薬を 1 日の標準服用量摂取した 3,500 人の参加者中 800 人が、平均 7 年間の追跡調査後、認知症になっていた。認知症のリスクの増大はまた、鬱治療のために投薬を受けている人の間にも見られた。調査官は、パニックになって投薬を止めないようにと語る。そうではなく、疑わしい薬を飲んでいる人は、医師と相談し、より安全な代替物を用いるべきだと彼らは忠告する。

(B)

　症状（自覚症状）や兆候（他覚症状）は、病気のとき最も適切な診断を下す助けになりうる手掛かりとして、医療専門家によって用いられる。それらはまた、可能性のある診断のリストを作るためにも用いられる。症状とは病気についてのあらゆる主観的な証拠である。一方、兆候は病気の客観的な証拠である。それゆえ、症状は病気に侵された個人が経験する現象であり、一方、兆候は病気に侵された人以外の人によって気づかれる現象である。

例えば、不安、苦痛、そして疲労はすべて症状である。対照的に鼻血は、医師、看護師、あるいは他の観察者によって気づかれる、鼻の中の血管損傷の兆候である。

## Ⅵ

〔解答〕

1. 1　2. 4　3. 1

〔出題者が求めたポイント〕

1. disarray「混乱」。disorder「混乱」。excitement「興奮」。intolerance「不寛容」。laziness「怠惰」

2. 第 1 の実験で、研究者たちは（　　）ために、参加者にリンゴまたはチョコ・バーを選択するように求めた。

　1. 参加者の食物選択が健全かどうかをチェックする

　2. 参加者の食物選択の趣味を調べる

　3. 健康意識が高い参加者のパーセンテージを知る

　4. 参加者の環境が摂食行動に影響を与えうるかどうかを調査する

3. この文章によれば、次のどれが真ではないか？

　1. 第 1 の実験の参加者は、割り当てられた部屋での研究目的とは無関係なことを行った。

　2. 第 2 の実験の参加者は、ピンポン球を使うユニークな方法について考えるよう言われた。

　3. 第 3 の実験で古典的なスムージーのラベルを選んだ参加者は、きちんとしていると見なされた。

　4. 混乱した部屋で作業をする参加者は、想像力が豊かだと、何らかの利益を得るかもしれない。

〔全訳〕

　数多くの先行研究は、整理がよく計画性のある人は、無秩序な人よりも、一般的によい食事をし、長生きすることを示してきた。こうした人はまた、申し分ない清潔な事務所を持つ傾向にある。このことほど明確でないのは、整頓された環境が、必ずしもきちんとしておらず整理もされてない人にも、良い習慣をもたらすのかどうか、ということだ。このことを検証するために、ミネソタ大学の研究者は、一連の実験を行った。

　第 1 の実験において、彼らは大学生のグループを 2 つの事務スペースで時間を過ごすように、無作為に割り当てた。一方は極めて整頓されており、もう一方は紙や他の仕事に関連するゴミで散らかっていた。学生たちは勉強に無関係なアンケートに書き込む作業で時間を費やした。10 分後、彼らは帰ってよいと言われ、出るときにリンゴかチョコ・バーを与えられた。秩序だった部屋に座っていた学生は混乱の中に座っていた生徒よりも 2 倍リンゴを選んだ。

　しかしながら第 2 の実験は、混沌の中の仕事にも利点があることを発見した。この実験では、大学生は乱雑な、または整然とした事務室のいずれかに入れさせられ、ピンポン球の新たな利用法を思い描くように求められた。二人の別の判定者によれば、乱雑な空間にいる学生は、紙の束や他の物がきちんと整理された部屋でコツコツ取り組んだ学生よりも、かなりより創造的だった。

　この研究のリーダーは、混乱に多くの価値を見出す先

行研究はほとんどないと語る。数十年前提唱された割れ窓理論は、ほんのわずかな無秩序や放置でも、無関心と規律の不足と否定的感情を促すことがありうることを示唆する。混沌は混沌を生む。しかし現在の研究では、無秩序な事務所は創造性と新奇さの探求を促した。この研究の最後の部分において、大人たちは、昼食のスムージーに「新」または「伝統」とラベルが貼られた健康「促進剤」を加える選択肢を与えられた。混乱した部屋の参加者たちは、新しいものを選ぶ可能性が非常に高かった。一方、きちんとした部屋の参加者は一般に伝統版を選んだ。研究者は、混乱した環境は伝統からの離脱を促し、このことが新鮮な洞察を生む可能性があると結論づけた。

　こうした発見の意味することはまた、実用的でもある。この研究の指導研究員は次のように語る。「私の忠告は以下の通り。もし将来のプロジェクトのために、既存の考えに囚われずに考える必要があるなら、乱雑さを増やし、想像力を解放しなさい。しかし、もしもあなたの主なる目標がちゃんと食べることやジムに行くことならば、まず事務室を片付けなさい。そうすることで、元々のだらしない性格がすこしはきちんとした規律を獲得できる」。

## Ⅶ
〔解答〕
1.　4　　2.　2　　3.　3
〔出題者が求めたポイント〕
1.（a）には「〜を考慮にいれる」の意味で、take into consideration または take into account が可能。一方、（b）には「〜のせいで」の due to しか入らないので、4 が正解
2.　この文章によれば、次のどれが正しいか？
　1.　SED の子供はチーズとトマトピザしか食べられない。
　2.　SED の子供は強い感覚性向のせいで、自分の食習慣を変えることが出来ない。
　3.　SED の人と同様、好き嫌いが強い人は環境に適応出来ない。
　4.　SED と診断された人は人生後半において体重過剰に苦しむだろう。
3.　筆者はおそらく同意しないだろうことは
　1.　小さな子供の世話をする人は、食事の与え方を考慮すべきだ。
　2.　何らかの医学的問題を抱える子供は、摂食障害になる可能性が高い。
　3.　SED と診断された人は、単に好きな物だけを食べる頑固者だ。
　4.　SED の子供に関して最も重要なことは、彼らの健康だ。
〔全訳〕
　アメリカの小さい子供の約 30 パーセントが摂食障害を持ち、小児科患者の中には、選択的摂食障害（SED）と呼ばれるものに苦しんでいる。SED の子供は、ごく

狭い範囲の食べ物のみ食べ、他のすべてを拒否する。こうした子供の診断をする前に、全病歴と食事歴を考慮に入れる必要があるけれども、いくつかの選択的摂食の兆候には、15 種あるいはそれ以下の食べ物しか受け入れないこと、全食物グループ ― 通常、肉や野菜 ― を排除することがある。最もよく好まれる食べ物は、チキンナゲット、パン、フライドポテト、ヨーグルト、そしてパスタだ。

　SED の子供は、単に強い食べ物の好みを持つだけではない。彼らは、さまざまな食べ物に関連する光景、臭い、そして質感に対して極めて敏感であり、新しい食べ物を試すことは彼らを恐れさせる。SED の子供はしばしば、神経知覚統合障害や発達障害をかかえる。一方、好き嫌いが強い人は、新しい食べ物を許容でき、それを楽しむことができる。好き嫌いが強い人も SED の人も、こうした行動をもたらす遺伝的傾向を持つが、好き嫌いが強い人は、環境的要素によって影響を受けることが多い。対照的に、SED の人は味覚以外の感覚の質によって、自分の食べ物の選択を制限する。

　19 歳の少女ソフィアは、過去 8 年間ピザ以外の何も食べてこなかった。しかも、ピザはチーズとトマトでなければならない。彼女が他の種類の食べ物を考えたとき、他の種類のピザでさえ、恐怖でいっぱいになる。この状況は彼女が歩きはじめのころ、腹痛になったときに始まった。そして彼女は食べ物を恐れるようになり、チーズ味のパスタだけ食べることができた。11 歳のときピザに移行した。授業前にピザを食べる時間がなければ、他に食べられるものがないので、一日中食べないでいると、彼女は言う。

　子供が SED のとき、栄養失調は常に考慮すべき事柄であり、こうした子供が増加していることを思えば、これは最大の懸念だ。SED の子供が好む食べ物は風味のないもの、つまり、素材が単一で、噛みやすく、色彩に富んでいないものだ。それはまた加工食で塩気が強い傾向にある。ゆえに、高血圧、肥満は選択的摂食障害に関連するリスクである。子供時代、また若年成人期におけるこうした食習慣は、晩年において彼らの健康に厳しい影響を与えることがありうる。

　親が子に食事を与える関わりは、食物障害の発生において大きな役割を果たす。ひどい摂食障害は、子供の医療史ならびに発達史という背景と同時に、親の食べ物を与え方という文脈で考慮されなければならない。例えば、子供が怒りっぽいとか、何らかの医学的問題を持つと、「食行動異常」になる可能性が高くなる。しかしながら、親が子に食事を与える関わりが、最も重要な要因である。

# 数　学

## 解答 　　28年度

### 第一問

〔解答〕

(1)
| 1) | 2) | 3) | 4) |
|---|---|---|---|
| 5 | 3 | 1 | 2 |

(2)
| 5) | 6) | 7) | 8) |
|---|---|---|---|
| 1 | 0 | 8 | 3 |

〔出題者が求めたポイント〕

(1) 二重根号の外し方，整数部分と小数部分

(2) $a+\sqrt{b}=c+\sqrt{d}$ であるとき $a=c,\ b=d$ であることを利用

〔解答のプロセス〕

(1) $\sqrt{7+4\sqrt{3}}=\sqrt{7+2\sqrt{12}}=\sqrt{4}+\sqrt{3}=2+\sqrt{3}$

$\therefore\ a=3,\ b=\sqrt{3}-1$

$$\frac{a}{b}-\frac{b}{a+b-1}=\frac{3}{\sqrt{3}-1}-\frac{\sqrt{3}-1}{\sqrt{3}+1}$$
$$=\frac{3(\sqrt{3}+1)-(\sqrt{3}-1)^2}{3-1}$$
$$=\frac{5\sqrt{3}-1}{2}\quad（答）$$

(2) 両辺を2乗して

$$12-\sqrt{x}=y^2-2y\sqrt{3}+3=(y^2+3)-2y\sqrt{3}$$

すなわち，$12=y^2+3,\ \sqrt{x}=2y\sqrt{3}$

$\therefore\ y=\pm3$ であるが，$\sqrt{x}>0$ より $y=3$ （答）

このとき，$x=108$ （答）

### 第二問

〔解答〕

(1)
| 9) | 10) | 11) |
|---|---|---|
| 3 | 3 | 0 |

(2)
| 12) | 13) | 14) |
|---|---|---|
| 1 | 4 | 0 |

(3)
| 15) | 16) | 17) |
|---|---|---|
| 1 | 2 | 0 |

〔出題者が求めたポイント〕

(1)，(2) オーソドックスな最短経路の問題

(3) （Pは通るがQは通らない）＝（Pを通る）－（PとQを通る）

〔解答のプロセス〕

(1) A→Bで，東に7，北に4進むので，道順は

$_{11}C_4=330$（通り）（答）

(2) A→P：$_4C_1$ 通り

P→B：$_7C_3$ 通り

$\therefore\ _4C_1\times_7C_3=140$（通り）（答）

(3) Pを通り，Qを通るのは，

$_4C_1\times_5C_1\times1=20$（通り）

題意を満たすには，Pを通るものから，P，Qを通るものを引けばよい。

$\therefore\ 140-20=120$（通り）（答）

### 第三問

〔解答〕

(1)
| 18) | 19) | 20) | 21) |
|---|---|---|---|
| 3 | 2 | 5 | 0 |

(2)
| 22) | 23) | 24) |
|---|---|---|
| 2 | 3 | 1 |

〔出題者が求めたポイント〕

(1) 対数　　(2) 小数の対数

〔解答のプロセス〕

(1) $(\log_{10}100)^{2\log_2 7}+\log_{10}720$

$=2^{\log_2 7^2}+1+\log_{10}72$

$=49+1+\log_{10}2^3\cdot3^2$

$=3\log_{10}2+2\log_{10}3+50$ （答）

(2) $\log_{10}67.5$

$=\log_{10}\dfrac{135}{2}$

$=\log_{10}\dfrac{270}{4}$

$=\log_{10}270-\log_{10}4$

$=3\log_{10}3-2\log_{10}2+1$ （答）

### 第四問

〔解答〕

(1)
| 25) | 26) |
|---|---|
| 1 | 4 |

(2)
| 27) | 28) | 29) |
|---|---|---|
| 1 | 1 | 2 |

〔出題者が求めたポイント〕

(1) 2次関数

(2) 積分法

〔解答のプロセス〕

(1) $C$ と $l_1,\ l_2$ との接点の $x$ 座標をそれぞれ $t_1,\ t_2$ とおくと，

$l_1:y-t_1^2=2t_1(x-t_1)$

$l_2:y-t_2^2=2t_2(x-t_2)$

（ただし，$t_1>0,\ t_2<0$）

$l_1$ と $l_2$ の式を連立して解くと，

$$x=\frac{t_1+t_2}{2},\ y=t_1t_2$$

ここで，$l_1$ と $l_2$ は直交するので，$2t_1\cdot2t_2=4t_1t_2=-1$

ゆえに，交点の $y$ 座標は，$t_1t_2=-\dfrac{1}{4}$ （答）

(2) $l_1$ の傾き1のとき，$2t_1=1$ であるから，$t_1=\dfrac{1}{2}$

ゆえに，$t_2=-\dfrac{1}{2}$，$l_1$ と $l_2$ の交点は $\left(0,\ -\dfrac{1}{4}\right)$

囲まれた面積は

$$\int_{-\frac{1}{2}}^{0}\left\{x^2-\left(-x-\frac{1}{4}\right)\right\}dx+\int_{0}^{\frac{1}{2}}\left\{x^2-\left(x-\frac{1}{4}\right)\right\}dx$$
$$=\frac{1}{12}\quad（答）$$

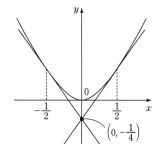

# 化　学

## 解答

28年度

### 第一問

〔解答〕

①4　②3　③6

〔解答のプロセス〕

問1　H より電気陰性度が大きいのは C, N, O, F の 4つ

電気陰性度が大きい＝電子を引きつけやすい。
　　　　　　　　＝陰イオンになりやすい。非金属。

ということなので，金属と非金属の境目から数える。

H(2.20) に対し B は 2.04 なので，B は入らない。

問2　非共有電子対があるのは，$NH_3$, $H_2O$, HF の3つ

問3　それぞれの物質量を求めると

1. $\dfrac{3.01 \times 10^{24}}{6.02 \times 10^{23}} = 5$ mol

2. $\dfrac{28.0}{22.4} = 1.25$ mol

3. $\dfrac{18}{12} = 1.5$ mol

4. $\dfrac{356}{254} = 1.40\cdots$ mol

5. $0.5 \times 3 = 1.5$ mol

6. $\dfrac{31.2}{78} \times 3 = 1.2$ mol

### 第二問

〔解答〕

④2　⑤3　⑥7

〔解答のプロセス〕

問1【ア】一般に弱酸の電離度は濃度が高くなるほど小さくなる。よって誤り。

　　【イ】正しい。

　　【ウ】弱酸に塩基を加えると，$H^+$ が減少するので平衡が移動し，新たに電離した $CH_3COO^-$ が生成する。さらに，酢酸ナトリウムは沈殿しないので，$CH_3COO^-$ は増える。よって誤り。

　　【エ】pH 13 の NaOH 水溶液は
$[OH^-] = 1.0 \times 10^{-1}$ mol/L なので，1000倍に薄めると $[OH^-] = 1.0 \times 10^{-4}$ mol/L で pH は 10 である。誤り。

　　【オ】酸の価数と強弱は無関係。誤り。

問2　1価の強酸は，a のみ。

　　2価の強塩基は，e と i。よって，3。

問3　$0.05 \times \dfrac{10}{1000} \times 1 + 0.02 \times \dfrac{10}{1000} \times 2 = 0.10 \times \dfrac{x}{1000} \times 1$

　　$x = 9$ (mL)

### 第三問

〔解答〕

⑦5　⑧1　⑨4

〔解答のプロセス〕

問1　それぞれあてはまる元素は，

　　【ア】Si　【イ】N　【ウ】P　【エ】Cu　【オ】Mn
　　　　$(SiO_2)$　$(NO_2)$　$(P_4O_{10})$　$(CuO)$　$(MnO_2)$

問2　気体を乾燥する場合，気体と反応する乾燥剤は使えない。反応しないのは 1 だけで，他は酸と塩基の関係になっている。（選択肢 4 が「塩酸」となっているが，おそらく「塩化水素」の誤植）

問3　それぞれの合金を使う金属は

　　【カ】Cu + Zn + Ni

　　【キ】Cu + Sn

　　【ク】Cu + Zn

　　【ケ】Fe + Cr　など

　　【コ】Sn + Ag + Cu，Sn + Zn + Bi，Sn + Cu，
　　　　Sn + Zn + Al　など

　　入っている元素が正しいのは，4

### 第四問

〔解答〕

⑩3　⑪2　⑫3

〔出題者が求めたポイント〕

有機化学総合

テキスト等では別々に書かれた反応が一度に現れるので，分野にとらわれないようにする。

〔解答のプロセス〕

問1　(1)　a から b の反応は酸化反応。

　　　(2)　a〜h のうち，ヨードホルム反応を示すのは，a と e。

　　　(3)　ホルムアルデヒドと同じ組成式 CHO をもっているのは，b。

問2　アセチレン3分子からベンゼンが生成する反応は，三重結合が解けて環状になっていると見なせるので，重合反応である。プロピン三分子の重合を考えると，すべての構造は以下の2つ。

問3　それぞれの反応条件は

　A　水の付加(カ)，B　$H_2SO_4$ と 130℃ で加熱(ケ)

　C　エタノールとの脱水縮合(コ)

### 第五問

〔解答〕

⑬3, 4　⑭4　⑮5

〔解答のプロセス〕

問1　選択肢のうち, コロイド溶液となるのはセッケン, デンプン, 卵白の3つだが, セッケンは分子が集まってできる会合コロイドなので分子コロイドにはあたらない。

問2　文章から, 硫黄コロイド粒子は負に帯電していることがわかるので, 符号が反対＝正の, 価数の大きいイオンを選ぶ。

問3　【ア】チンダル現象についての記述。誤り。
　　　【イ】正コロイド粒子は＋に帯電しているので, 陰極に引きつけられる。誤り。
　　　【ウ】誤り。粘土や水酸化鉄(Ⅲ)は疎水コロイドである。
　　　【エ】誤り。この現象は塩析という。
　　　【オ】正しい。

## 第六問

〔解答〕

16 7　17 3　18 4　19 4　20 3

〔解答のプロセス〕

問1　【ア】平衡移動の法則, もしくはルシャトリエの原理
　　　【イ】式に表すと, $PV/T＝$（一定）, すなわち, ボイル・シャルルの法則
　　　【ウ】ヘンリーの法則

問2　$760 \, \text{mmHg}：1.015×10^5 \, \text{Pa}＝500 \, \text{mmHg}：P \, \text{Pa}$
　　　$P＝66.77\cdots \text{kPa}$
　　ボイルの法則から,
　　　$50.5×200＝66.77×V$
　　　$V＝151.26\cdots（\text{mL}）$

問3　理想気体 1 mol の密度は $\frac{1}{22.4}（\text{mol/L}）$

　　理想気体 1 mol の, 427℃, $9.09×10^3 \, \text{kPa}$ での体積は
　　$9.09×10^6×V＝1×8.3×10^3×(273＋427)$
　　　$V＝0.6391\cdots（\text{L}）$

　　　$\dfrac{\frac{1}{0.6391}}{\frac{1}{22.4}}＝35.04\cdots$

## 第七問

〔解答〕

21 2　22 6　23 2

〔出題者が求めたポイント〕

生物との融合問題

〔解答のプロセス〕

問1　【ア】正しい。
　　　【イ】誤り。　分子中に不斉炭素をもたないのはグリシン。
　　　【ウ】正しい。
　　　【エ】誤り。酸性アミノ酸が酸性側, 塩基性アミ

ノ酸が塩基性側である。
　　　【オ】誤り。反応できるのはアミノ基である。
　　　【カ】誤り。ニンヒドリン反応はアミノ酸のアミノ基を検出する方法である。
　　　　　そのため, アミノ基のまわりの構造が特殊なプロリンでは, 呈色の色が異なる。

問2　光学異性体は一種類のみなので, 3つの並びだけを考えればよい。
　　　∴　3！＝6

問3　【ア】誤り。β－シートとα－ヘリックスの説明が逆。
　　　【イ】正しい。
　　　【ウ】誤り。変性についての説明である。
　　　【エ】誤り。この反応はビウレット反応であるが, 呈色するのはトリペプチド以上のペプチドのみ。
　　　【オ】正しい。
　　　【カ】誤り。生じる沈殿は PbS の黒色沈殿

## 星薬科大学　薬学部(推薦)入試問題と解答

令和3年6月15日　初版第1刷発行

編　集　みすず学苑中央教育研究所

発行所　株式会社ミスズ　　　　　　　　　定価　本体3,000円＋税

〒167−0053

東京都杉並区西荻南2丁目17番8号

ミスズビル1階

電　話　03(5941)2924(代)

印刷所　タカセ株式会社

● 本シリーズ掲載の入試問題について、万一、掲載許可手続きに遺漏や不備があると思われるものがありましたら、当社までお知らせ下さい。

● 乱丁・落丁等につきましてはお取り替えいたします。

● 本書の内容についてのお問合せは、具体的な質問内容を明記のうえ、ハガキ・封書を当社宛にお送りいただくか、もしくは下記のアドレスまでお問合せ願います。

〈 お問合せ用アドレス : https://www.examination.jp/contact/ 〉